INTERMITTIERENDES FASTEN

Wie Sie Mit Kurzzeitfasten Gezielt Fett Verbrennen Und Das Ohne Zu Hungern

(Gesund & Schnell Abnehmen Durch Intermittierendes Fasten)

Silke Baumgartner

Herausgegeben von Alex Howard

© **Silke Baumgartner**

All Rights Reserved

Intermittierendes Fasten: Wie Sie Mit Kurzzeitfasten Gezielt Fett Verbrennen Und Das Ohne Zu Hungern (Gesund & Schnell Abnehmen Durch Intermittierendes Fasten)

ISBN 978-1-77485-052-7

☐Copyright 2021 - Alle Rechte vorbehalten.

Dieses Dokument zielt darauf ab, genaue und zuverlässige Informationen zu dem behandelten Thema und Themen bereitzustellen. Die Publikation wird mit dem Gedanken verkauft, dass der Verlag keine buchhalterischen, behördlich zugelassenen oder anderweitig qualifizierten Dienstleistungen erbringen muss. Wenn rechtliche oder berufliche Beratung erforderlich ist, sollte eine in diesem Beruf praktizierte Person bestellt werden.
- Aus einer Grundsatzerklärung, die von einem Ausschuss der American Bar Association und einem Ausschuss der Verlage und Verbände gleichermaßen angenommen und gebilligt wurde.
Es ist in keiner Weise legal, Teile dieses Dokuments in elektronischer Form oder in gedruckter Form zu reproduzieren, zu vervielfältigen oder zu übertragen. Das Aufzeichnen dieser Veröffentlichung ist strengstens untersagt und jegliche Speicherung dieses Dokuments ist nur mit schriftlicher Genehmigung des Herausgebers gestattet. Alle Rechte vorbehalten.
Die hierin bereitgestellten Informationen sind wahrheitsgemäß und konsistent, da jede Haftung in Bezug auf Unachtsamkeit oder auf andere Weise durch die Verwendung oder den Missbrauch von Richtlinien, Prozessen oder Anweisungen, die darin enthalten sind, in der alleinigen und vollständigen Verantwortung des Lesers des Empfängers liegt. In keinem Fall wird dem Verlag eine rechtliche Verantwortung oder Schuld für

etwaige Reparaturen, Schäden oder Verluste auf Grund der hierin enthaltenen Informationen direkt oder indirekt angelastet.

Der Autor besitzt alle Urheberrechte, die nicht beim Verlag liegen.

Die hierin enthaltenen Informationen werden ausschließlich zu Informationszwecken angeboten und sind daher universell. Die Darstellung der Informationen erfolgt ohne Vertrag oder Gewährleistung jeglicher Art.

Die verwendeten Markenzeichen sind ohne Zustimmung und die Veröffentlichung der Marke ist ohne Erlaubnis oder Unterstützung durch den Markeninhaber. Alle Warenzeichen und Marken in diesem Buch dienen nur zu Erläuterungszwecken und gehören den Eigentümern selbst und sind nicht mit diesem Dokument verbunden.

INHALTSVERZEICHNIS

KAPITEL 1: UNSERE AHNEN HABEN ES RICHTIG GEMACHT 1

KAPITEL 2: WAS IST INTERMITTIERENDES FASTEN? 7

KAPITEL 3: TOP 6 MÖGLICHKEITEN, INTERMITTIERENDES FASTEN ANZUWENDEN 11

KAPITEL 4: DIE KLASSISCHEN MYTHEN BEIM FASTEN 18

    SÜßER QUARK-AUFLAUF MIT ÄPFELN UND APRIKOSEN 22

    LECKERE UND EINFACHE GEMÜSEBRÜHE 23

    LOW CARB SPAGHETTI CARBONARA 24

    OFENKARTOFFELN 26

    "MIX AND MATCH" RÜHREI 28

    APFELPFANNKUCHEN 30

    SÜßE PFANNENPIZZA (~ 350 KCAL) 31

    JOGHURT-REIS-SUPPE 33

    OMELETTE MIT LACHS 34

    PUTENBRUST MIT GEMÜSE IN KOKOSMILCH 35

    RINDFLEISCHSUPPE 36

    GEBACKENES GEMÜSE (~ 475 KCAL) 37

    LEICHTES PFANNENGEMÜSE 39

    APFEL-SELLERIE-CREME 41

    SPIEGELEI MIT SPINAT 41

    SPINATSUPPE 43

    BUNTER SALAT MIT ORANGENDRESSING (~ 175 KCAL) 44

    CURRY MIT BLUMENKOHL 45

    KÜRBISBROT 46

    GEBACKENER SPARGEL MIT SALAT 48

    GINSENG-RISOTTO 49

    TOMATE-MOZZARELLA AUS DEM OFEN (~ 325 KCAL) 50

    GEGRILLTER LACHS 51

    LOW CARB- BROT 52

    LACHS MIT KARAMELLISIERTEM CHICORÉE 53

    AVOCADOSALAT MIT ROASTBEEF 55

Gesunder Avocadosalat	57
Blumenkohlsuppe	58
Braten Fleisch Salat Mit Ziegenkäse Und Balsamico-Vinaigrette	60
Omelette Mit Lachs	62
Morning Rolls	63
Portugiesische Gazpacho	64
Pfannkuchen Mit Joghurt	66
Apfel-Mandel-Pfannkuchen	67
Gemüsepaella	68
Kohlenhydratarmer Flammkuchen	69
Lachs-Eier-Salat	71
Garnelen Mit Avocado-Mango Salat	72
Apfel-Sellerie-Creme	73
Bunte Putenstreifen	74
Saftiges One-Pot-Hühnchen Mit Bohnen Und Scharfer Chorizo	76
Avocado-Lachs-Creme	77
Bratwurst Mit Tomaten	78
Low Carb Crème Brûlée	79
Grüngelber Smoothie	80
Low Carb - Auberginen-Lasagne	81
Kohlrouladen Vegetarisch	82
Kürbisbrot	84
Chef-Sandwich	85
Zucchini-Nudeln „Zoodles Bolognese"	86
Glasnudelsalat	88
Paprika-Nudeln	89
Grüner Smoothie	90
Tomaten-Forelle	91
Paprika Gefüllt Mit Hüttenkäse	92
Low Carb- Brot	93
Bohnenfisch (Gut Als Brot-/Brötchenbelag)	94
Fisch-Pie Mit Riesengarnelen Und Gemüse	95
Línsalta Estate	97
Chia-Zwischenmahlzeit	98
Orangen-Smoothie	99
Quarkbällchen	100

Gemischter Salat mit Schinken	101
Gesunder Avocadosalat	103
Thunfischnudeln	104
Italienischer Penne-Auflauf mit Dreierlei Käse	105
Kokos-Kürbissuppe	107
Kichererbsensuppe	109
Lachs-Eier-Salat	110
Pesto-Nudeln	111
Joghurt-Biskuitrolle mit Tropischen Früchten	112
Pilzsuppe	114
Protein-Salat	115
Low Carb - Auberginen-Lasagne	116
Pasta an Kichererbsen	117
Süßkartoffelpüree mit Gemüse	118
Blaubeer-Käsekuchen	119
Tomaten-Forelle	120
Hühnerleber an Apfelmus	121
Kartoffelpfanne Griechische Art	122
Quarkbällchen	123
Gemüse-Hackfleisch-Auflauf	124
Salzkartoffeln mit Quark	126
Kartoffel-Eintopf mit Karotten und Hack	127
Schinkenröllchen mit Radieschen und Hüttenkäse	129
Spinatsalat mit Couscous	130
Omelett mit Hähnchenbrust, Paprika und Avocado	132
Saftige Spieße mit Mango Salat	134
Souflaki vom Schweinefilet mit Peperonatgemüse	136
Fischburger XL	137
Blumenkohlrösti	138
Schokoladenkuchen	139
Knäckebrot aus dem Backofen	140
Zucchini-Auflauf mit Soja	141
Zucchini-Paprika-Salat	144
Grüne-Bohnen Eintopf	145
Rindfleischspieße mit Mango-Feldsalat	146
Karrte Zauber	148

Kabeljau Cobana	150
Lammfilet	152
Smoothies	154
Kräuter-Muffins Mit Ei	155
Glasnudel-Suppe	156
Frischer Apfel-Rotkohl-Salat	157
Quinoa-Tomatensalat	159
Maiscremesuppe	160
Broccoli-Blumenkohlauflauf	161
Rotbarsch Auf Kokos-Curry	163
Guave Kreation	165
Flammkuchen Rosalie	166
Würziger Kichererbsensnack	167
Karottensalat Mit Sellerie	168
Kartoffel-Möhren-Stampf	169
Spargel Im Bacon-Mantel Mit Spiegeleiern	170
Huhn In Weißwein Geschmort	171
Lachsfilet Auf Gemüsebett, Dillrahmsoße Und Kartoffeln	173
Türkischer Bulgursalat	175
Zucchini-Puffer Mit Selbst Hergestelltem Zaziki	176
Schwarzbeere Liebt Tomate	178
Sellerieschnitzel Esmeraldo	179
Frischer Sommersmoothie	180
Thailändischer Papayasalat Som Tam	181
Overnight Oats Mit Kokos Und Beeren	182
Salat Vom Rosenkohl Mit Parmesan Und Mandeln	183
Rindfleisch-Gemüseeintopf	184
Hähnchenkeulen Auf Gemüsereis	186
Lammrücken Mit Ratatouille-Gemüse	188
Sojaschnetzel-Zucchini-Auflauf	189

Kapitel 1: Unsere Ahnen Haben Es Richtig Gemacht

Die meisten Menschen sind es gewohnt, drei- bis fünfmal am Tag zu essen. Für unsere Ahnen war dieser Luxus nicht möglich - sie konnten es nicht genießen, permanent über die energiereichen Lebensmittel zu verfügen. Die Jäger und Sammler von damals waren es gewohnt, zwischen den Mahlzeiten einen oder mehrere Tage lang nichts zu essen.

Intermittierendes Fasten ist also nichts Neues, es handelt sich dabei um die natürliche Ernährungsweise unserer Ahnen, auf die der menschliche Stoffwechsel seit Urzeiten justiert ist. Fasten ist sehr gesund und deshalb kommt es in fast allen heiligen Schriften und Traditionen aller Kulturen vor. In der Bibel wurde zum Beispiel das 40-Tage-Fasten von Jesus in der Wüste erwähnt. Aus diesem Grund gibt es bei den Christen die 40 Tage Fastenzeit, die von Aschermittwoch bis Ostersamstag dauert, lediglich sind die 6 Sonntage dazwischen fastenfrei.

Einer der fünf Grundprinzipien des Korans ist der Fastenmonat Ramadan. Sie beginnen zu Fasten im 9. Monat des Mondkalenders von Sonnenaufgang bis Sonnenuntergang. Die streng gläubigen Muslime, die nach Mekka pilgern, praktizieren täglich seit über 1000 Jahren einmal im Jahr intermittierendes Fasten, das pro

Tag zwischen 13,5 und 10,5 Stunden dauert. Das Abendessen nach der täglichen Fastenperiode wird dann als Fastenbrechen bezeichnet.

In der Tora steht es geschrieben, dass Moses vor dem Empfang der heiligen Schrift auf dem Berg Sinai 40 Tage lang nichts gegessen hat. Die meisten Juden fasten am Jom Kippur, dem sogenannten „Versöhnungstag", sowie auch an anderen Tagen im Jahr. Die Juden halten sich dann an eine der Regeln des intermittierenden Fastens – die Fastendauer ist bei ihnen auf maximal 25 Stunden begrenzt.

Fasten begleitete die Menschen schon im Laufe der Jahrhunderte und kommt in allen Kulturen und Religionen vor. Dadurch wird der Körper geheilt, der Geist geschärft und die Seele geläutet.
So praktizierst du intermittierendes Fasten richtig

Der Aufbau und die Durchführung ist beim intermittierenden Fasten ganz einfach und flexibel, deswegen kann es eigentlich jeder in seinen Alltag integrieren. Die Hauptregel lautet: Auf Zeiten normaler Ernährung kommen Zeitabschnitte, in denen man nur kalorienfreie Getränke zu sich nimmt. In der Regel gibt es zwei Basispläne zum intermittierenden Fasten, die man dann beliebig variieren kann:

1 Tag fasten

Einen ganzen Tag, also 24 Stunden lang, zu fasten hört sich zuerst schlimm an. Allerdings ist es viel weniger schlimm, als man denkt, weil die Schlafzeit darin mitinbegriffen ist.

Zum 1-Tag-Fasten gibt es drei Variationen:

1 Tag fasten während einer Woche
Bei dieser Variation kannst du dir den Tag auswählen, an dem du nichts essen wirst. Nehmen wir ein Beispiel:

Tag 1: 3 Mahlzeiten, wobei die letzte Mahlzeit um 18 Uhr stattfindet.

Tag 2: null Kalorienzufuhr bis 18 Uhr (außer kalorienfreien Getränken), danach ein normales Abendessen.

5-2-Diät
Hier isst man 5 Tage lang, danach folgen 2 Tage Fasten. Diese Variante des intermittierenden Fastens ist um Einiges effektiver, als einen 24-Stunden-Fastentag in der Woche zu halten. Diese Variante des Fastens nennt man auch „5-2-Diät" oder „intermittierendes Fasten 5-2" oder einfach „5+2 Fasten". Zwischen den Fastentagen folgt ein Tag mit normaler Ernährung. Beispiel:

Montag: Normal essen bis 18 Uhr, danach folgen ausschließlich kalorienfreie Getränke.

Dienstag: null Kalorien bis 18 Uhr, danach Abendessen.

Mittwoch und Donnerstag: jeweils 3 Mahlzeiten, die letzte um 18:00 Uhr zu sich nehmen.

Freitag: kalorienfrei bis 18:00 Uhr, danach Abendessen.

Jeden 2-ten Tag fasten Diese Fastenvariante ist zwar besonders anspruchsvoll, allerdings liefert sie auch die besten Ergebnisse. Beispiel:

1. Tag - 3 Mahlzeiten, wobei das Abendessen um 18:00 Uhr endet.

2. Tag - keine Nahrung bis 18:00 Uhr, danach Abendessen.

Ab dem 3. Tag: Den Rhythmus so lange wiederholen, bis das entsprechende Wunschgewicht erreicht wurde.

Intermittierendes Fasten nach dem Schema „Ein Tag fasten" hat den entscheidenden Vorteil, dass Du bei allen Varianten in diesem Basisplan jeden Tag mindestens eine Mahlzeit zu dir nehmen darfst, auch dann, wenn Du jeden 2. Tag fasten würdest.

Tägliches Fasten

Intermittierendes Fasten kann täglich auch stundenweise praktiziert werden. Es gibt insgesamt 5

Fastenvarianten, die das Teilzeitfasten nach dieser Methode ermöglichen:

12-Stunden-Fasten
Diese Variante ist die Leichteste bei der Durchführung. Beispiel:

Tag 1: Frühstück um 6:30 Uhr, Mittagessen um 12:30 Uhr, Abendessen bis spätestens 18:30 Uhr.

Ab dem 2. Tag: tägliche Wiederholung des ersten Tages.

14-Stunden-Fasten
Hier ändern sich nur die Zeiten der Nahrungsaufnahme. Beispiel:

Tag 1: Frühstück um 7:00 Uhr, Mittagessen um 13:00 Uhr, Abendessen bis 17:00 Uhr.

Ab dem 2. Tag: tägliche Wiederholung des ersten Tages.

16 Stunden fasten und 8 Stunden essen
Die sogenannte „Diät-16-8" oder das „16/8 Fasten". Beispiel:

Tag 1: Frühstück um 9:30 Uhr, Mittagessen um 13:30 Uhr, Abendessen bis 17:30 Uhr.

Ab Tag 2: Der Fastenplan von Tag 1 wird täglich wiederholt.

18-Stunden-Fasten
Dabei wird die Kalorienzufuhr am Tag auf ein Zeitfenster von 6 Stunden beschränkt. Das kann zum Beispiel zwischen 12 und 18 Uhr sein.

20-4-Fasten
Bei dieser Methode des intermittierenden Fastens solltest du täglich 20 Stunden fasten. Die Nahrungszufuhr beschränkt sich auf nur 4 Stunden. Beispiel: Jeden Tag Frühstück um 10 Uhr und Mittagessen bis spätestens 14 Uhr.

Merke: Je länger die Fastenperioden, desto mehr stellt der Körper seinen Stoffwechsel auf die Verbrennung der Fette um und desto schneller kann sich der Stoffwechsel regenerieren. Man sollte jedoch nicht länger als 24 Stunden am Stück fasten.

Kapitel 2: Was Ist Intermittierendes Fasten?

Intermittierendes Fasten ist weniger eine spezielle, bestimmte Form des Fastens oder gar eine eigenständige Fastenkur; es beschreibt vielmehr die Art und Weise wie wir essen und in welchem Rhythmus. Während beim Fasten vollständig auf Essen und Nahrung zu verzichten ist, darf man dies beim intermittierenden Fasten schon ... nur aber zu bestimmten, vorgegebenen Zeiten sowie in bestimmten, vorgegeben Zeitspannen und Abschnitten. Es ist also mehr eine Essphilosophie und Einstellung, nach der man lebt, speist und isst. Es wird dabei zwischen Zeiten der natürlichen, normalen Essens- und Nahrungsaufnahme und Zeiten der Nahrungskarenz gewechselt. Die Konsequenzen einer solchen Essgewohnheit? Man verliert auf gesunde und natürliche Weise Gewicht, verlängert seine Lebenspanne und reduziert das Risiko für im Alter auftretende Krankheiten wie Diabetes oder Demenz. Schon unsere Urahnen und Vorfahren waren mit dieser Form und Art der Essensaufnahme vertraut ... und es tat ihnen gut. Sie waren zumindest gesünder als wir heute. Für uns ist es heutzutage normal, dass uns 24/7 Nahrung zur freien Verfügung steht. Wir können essen wann wir wollen und was wir wollen. Das tut unserem Körper und Organismus nicht immer gut. Damals, noch bevor wir Sammler und Jäger mit Viehzucht und

Ackerbau sesshaft wurden, wurde von uns abverlangt auch mal Tage ohne Nahrung auszukommen; weil einfach nichts da war und zur unmittelbaren Verfügung stand.

Das klingt dramatisch, war es aber nicht. Denn Fastentagen entlasten den Organismus und trainieren seine Widerstandsfähigkeit. Der ständigen Verfügbarkeit unserer Nahrung adäquat aus dem Weg zu gehen, ist für viele Menschen nicht einfach. Dabei wissen wir doch, wie sehr übermäßiges Schlemmen sich nicht nur auf die Hüfte niederschlägt, sondern auch kardiovaskuläre Folgeerkrankungen nach sich ziehen kann. Wir machen es uns manchmal (bis immer) schwer, unsere Nahrung und unser Essverhalten zu kontrollieren oder gar zu reduzieren. Es ist aber notwendig … und nicht nur weil wir Menschen aktuell auf der Welt mehr Nahrung konsumieren, als unsere Erde es schafft in der gleichen Zeit zu reproduzieren. Lassen wir uns auf das intermittierende Fasten ein, müssen wir weder auf unsere Lieblingsgerichte verzichten, noch ganz aufzuhören zu essen … und wir tun Umwelt und Erde noch einen Gefallen; genauso wie wir unseren Körper und Organismus entlasten. Denn neuste Studien zum Thema haben belegt, dass intermittierendes Fasten und Essen nicht nur kardiovaskuläre Reiz- und Erkrankungsfaktoren reduziert, sondern auch degenerativen Nervensystemerkrankungen verhindert. Fasten und besonders intermittierendes Fasten hält Körper, Geist und Seele gesund.

Intermittierendes Fasten ist auch aus ökonomischer Perspektive eine sehr gute Variante nicht nur sich fit und gesund zu halten und Gewicht zu reduzieren, sondern dieses auch konstant auf einem gesunden Level zu halten. Denn wer intermittierend Fastet, der braucht weder teure Nahrungsergänzungen noch andere Produkte, die beim Abnehmen helfen sollen. Es gilt einfach nur für einen gewissen Zeitraum auf Nahrung zu verzichten und sich seine Mahlzeiten zu bestimmten festen Zeitpunkten zu gönnen. Das schont den Geldbeutel und vielmehr noch unsere Gesundheit.
Intermittierendes Fasten ist auch nicht als Diät zu verstehen, bei der es sich, per Definition, um eine bestimmte Ernährungsweise handelt, die das Essen und Verzerren mancher Lebensmittel gestattet und erlaubt und das andere Lebensmittel verbietet. Beim intermittierenden Fasten darf man alles essen und muss nicht verzichten; nicht auf Fleisch, nicht auf Kohlenhydrate, nicht auf Süßigkeiten und schon gar nicht auf sein Lieblingsessen. Gluten- und laktosefrei kennt man beim intermittierenden Fasten ebenso wenig ... es sei denn, man reagiert selbst allergisch auf jene Produkte, die verstärkt Laktose und Gluten enthalten.
Intermittierendes Fasten ist eine Lebens- und Essphilosophie, bei der es darum geht die Zeitspannen zwischen den jeweiligen Mahlzeiten kontrolliert zu verlängern ... und eben auch das Snacken zwischendurch wegzulassen. Denn viele Fettpolster rühren gerade hier her: von unkontrolliertem,

unbewusstem Essen zwischendurch. Damit ist aber Schluss, denn intermittierendes Fasten setzt auch auf eine kontrollierte und vor allem bewusste Aufnahme von Essen ... und das wird in Zeiten unüberlegten Essens umso wichtiger.

Kapitel 3: Top 6 Möglichkeiten, Intermittierendes Fasten Anzuwenden

Intermittierendes Fasten ist in den letzten Jahren sehr angesagt.
Es bietet eine gute Möglichkeit, Gewicht zu verlieren, Verbesserung der Verdauung zu erreichen, und sogar das Leben zu verlängert.
Alle Methoden von Intermittierendem Fasten können effektiv sein, welche Version am besten funktioniert, hängt von Ihrer Einstellung ab. Wählen Sie die Methode, die am besten zu Ihnen passt und Ihrem Tempo am besten entspricht.

Hier sind die 6 beliebtesten Möglichkeiten, intermittierendes Fasten zu verwenden.
• Die 16/8 Methode: Jeden Tag 16 Stunden fasten.
Die 16/8-Methode bedeutet, dass Sie für 14-16 Stunden pro Tag eingestellt sind, da Ihre tägliche "Essenszeit" auf ca. 8-10 Stunden begrenzt ist.
Innerhalb dieser Essperiode können problemlos zwei oder drei Mahlzeiten eingenommen werden.
Dieser Ansatz wird auch als Lean Avance-Protokoll bezeichnet.
Nach dieser Methode kann es sehr einfach sein, zum Beispiel nach dem Abendessen nicht zu essen oder am nächsten Morgen. Überspringe das Frühstück.

Zum Beispiel, Ihre letzte Mahlzeit war um 20 Uhr und sie essen nichts bis zum nächsten Tag um 12 Uhr, so dass Sie technisch schon 16 Stunden erreicht haben.

Es wird allgemein empfohlen, dass Frauen nicht mehr als 14-15 Stunden fasten, weil es besser zu sein scheint, wenn sie etwas kürzer fasten.

Für Menschen, die morgens einen guten Appetit haben und gerne frühstücken, ist diese Methode schwer sich anzugewöhnen. Viele Leute lassen ihr Frühstück aus aber schon instinktiv so.

In der Zeit, in der Sie nicht essen müssen, können Sie nur Wasser, Kaffee und andere Getränke trinken, ohne Kalorien zu trinken. Der Vorteil ist, dass es helfen kann, den Hunger zu bekämpfen.

Es ist sehr wichtig in erster Linie gesundes Essen während Ihrer Mahlzeit zu essen. Es funktioniert wirklich, wenn Sie viel Junk-Food oder große Mengen an Kalorien essen.

Persönlich empfehle ich diese Methode des Intermittierendes Fastens, das ist der "natürlichste" Weg. Ich esse auf diese Weise und erlebe es 100% so mühelos.

Ich esse eine kohlenhydratreduzierte Diät, deshalb ist mein Appetit sowieso schon etwas abgenutzt. Ich bin nur bis 13:00 nicht hungrig. Also esse ich meine letzte Mahlzeit von 18:00 bis 21:00 Uhr, also komme ich endlich um 16-19 Stunden herum.

- Die 5: 2 Diät: Fasten für zwei Tage pro Woche.

In der 5: 2-Diät isst man für fünf Tage pro Woche und in der Regel beschränken Sie sich über zwei Tage pro Woche auf 500-600 Kalorien.
Diese Diät wird auch Fast / Fast Diät genannt und vom britischen Journalisten und Dr. Michael Mosley empfohlen.
An Fasttagen wird empfohlen, dass Frauen 500 Kalorien und Männer 600 Kalorien zu sich nehmen.
Zum Beispiel essen sie den ganzen Tag und machen normalerweise montags und donnerstags zwei leichte Mahlzeiten.
Kritiker haben darauf hingewiesen, dass es keine Studie zur 5: 2-Diät gibt, aber es gibt eine Menge Forschung über die Vorteile von intermittierendem Fasten im Allgemeinen.

- Eat-Stop-Eat: Ein oder zwei Mal pro Woche für 24 Stunden.

Diese Methode ist bei Fitness-Experten Brad Pilon sehr beliebt.
Wenn Sie das Abendessen an einem Tag bis zum Abendessen am nächsten Tag finden, entspricht das einer 24-Stunden-Pauschale.
Zum Beispiel, wenn Sie am Montag ab 19.00 Uhr bis Dienstag 19.00 Uhr bereit sind, nichts zu essen, dann haben Sie eine volle 24-Stunden-Fasten Periode gerade abgeschlossen.
Sie können auch schnell vom Frühstück zum Frühstück oder Mittagessen zum Mittagessen gehen. Das Ergebnis ist das gleiche.

Wasser, Kaffee und andere Getränke ohne Kalorien bei schnellem aber nicht festem Essen erlaubt.

Wenn Sie sich entscheiden, Gewicht zu verlieren, ist es sehr wichtig, dass Sie während der Essenszeiten normal und gesund essen. Also die gleiche Menge an Essen, die Sie essen würden, wenn Sie nicht schnell wären.

Das Problem bei dieser Methode ist, dass ein 24-Stunden-Fasten für viele Menschen ziemlich schwierig sein kann.

Sie müssen jedoch nicht sofort Ihre Augen schließen. Wenn Sie mit einer 14- bis 16-stündigen Fastenperiode beginnen und von dort aus arbeiten, ist es in Ordnung.

Ich habe es mehrmals selbst gemacht. Den erste Teil des Fastens fand ich sehr einfach, aber in den letzten Stunden war ich am Verhungern.

Ich habe viel Selbstdisziplin, um die ganzen 24 Stunden zu absolvieren.

- Fasten Sie einen Tag, nachdem Sie an einem Tag nicht gefastet haben.

Fasten bedeutet jeden Tag, dass Sie sich immer für einen Tag entscheiden und an einem anderem Tag normal essen.

Dies geschieht in verschiedenen Varianten. Einige Varianten erlauben es, an normalen Tagen rund 500 Kalorien zu sich zu nehmen.

Um den Tag zu beenden, scheint das Fasten eher extrem zu sein, also würde ich es auf keinen Fall Anfängern empfehlen.

Mit dieser Methode gehen Sie ein paar Mal pro Woche mit sehr hungrigem Magen ins Bett, was nicht sehr angenehm und wahrscheinlich auf lange Sicht nicht gesund ist.

- Warrior Diät: Während des Tages kleine Mengen, Abends große mengen

Die Kriegerdiät wurde einst vom Fitnessexperten Ori Hofmekler populär gemacht.

Grundsätzlich isst man tagsüber kleine Mengen Obst und Gemüse und isst abends eine große Mahlzeit.

Sie "hängen" in der Realität während des Tages und den Abend genießen Sie innerhalb von vier Stunden einer "Party".

Die Kriegerdiät war eine der ersten populären "Diäten", die das intermittierende Fasten hervorgerufen hat.

Diese Diät konzentriert sich auch auf die Wahl der Nahrung, die der Paleo-Diät ziemlich vertraut erscheint: das ganze Essen ähnelt, wie es einst in der Natur aussah und von unseren Vorfahren gegessen wurde.

- Spontane Springmahlzeiten: Überspringe ggf. eine Mahlzeit.

Sie müssen nicht einer strukturierten intermittierenden Fastenmethode folgen, um noch einige der Vorteile zu genießen. Eine andere Möglichkeit besteht darin, gelegentlich Mahlzeiten auszulassen, zum Beispiel, wenn Sie nicht in Zeit / oder Stimmung zum Kochen und Essen sind.

Es ist ein Mythos , dass die Menschen alle paar Stunden essen müssen , wie sie ihren Weg in „verhongermodus" finden und ihre Muskeln verbrauchen.

Der menschliche Körper ist gut ausgestattet, um lange Hungerperioden zu überstehen, so dass gelegentlich ein oder zwei Mahlzeiten die fehlen, kein Problem darstellen.

Wenn Sie sich nicht gut fühlen, sollten Sie frühstücken und ein gesundes Mittag- und Abendessen genießen.

Ein oder zwei laufende Mahlzeiten, wie es praktisch ist, dann ist es in der Tat, spontanes intermittierendes Fasten.

Stellen Sie nur sicher, dass Sie während der normaler Mahlzeiten wirklich gesund essen.

Es gibt viele Menschen, die mit einigen dieser Methoden gute Ergebnisse erzielen.

Wenn Sie sich jedoch wohl fühlen, wenn Sie Ihre derzeitige Gesundheit und wenig Verbesserungspotential betrachten, wird sich Intermittierendes Fasten nicht lange lohnen.

Periodisches Fasten ist keine gute Idee für alle. Es ist nicht etwas, was jeder tun sollte, es ist einfach ein Werkzeug in der Toolbox, das von Leuten mit einem gewissen Erfolg verwendet werden kann.

Einige Leute denken auch, dass Frauen viel weniger profitieren als Männer und dass es eine schlechte Wahl für Menschen mit Essstörungen wäre.

Wenn Sie sich dazu entschließen, dies zu versuchen, denken Sie daran, dass es immer noch sehr wichtig ist, gesunde und abwechslungsreiche Ernährung in

Verbindung mit Bewegung und ausreichendem Schlaf zu essen.

Es ist nicht möglich, dass Sie bei Intermittierendem Fasten komplett voll essen und dann erwarten, dass Sie abnehmen und eine bessere Gesundheit bekommen.

Kapitel 4: Die Klassischen Mythen Beim Fasten

Wenn es um unser Essen und unsere Gesundheit geht, finden wir viele Mythen und Glaubenssätze. Doch was ist daran wirklich wahr und was ist über die Jahre hinweg lediglich von Mensch zu Mensch übertragen worden, ohne dass wirklich ein Funke Wahrheit darin liegt? Auch beim Intermittierenden Fasten gibt es verschiedene Mythen, an denen jedoch nichts dran ist. Diese möchte ich dir im Folgenden vorstellen.

Mythos #1: Meine Muskeln verschwinden

Schon unsere Vorfahren waren dazu in der Lage, morgens ohne Nahrung aufzustehen. Sie haben dazu weder Kaffee noch Grünen Smoothie gebraucht. Auch kann sich der menschliche Körper optimal an die äußeren Bedingungen der Umwelt anpassen. Das wiederum bedeutet nicht, dass unser Körper an Muskelmasse verliert, wenn wir mal für ein paar Stunden auf Nahrung verzichten.

Während wir heutzutage mit Nahrung überschüttet werden, gab es damals kaum Nahrung und die Menschen mussten sich täglich auf die Suche danach begeben. Die Suche konnte bis zu mehreren Stunden dauern und oft kamen die Menschen erst abends mit Nahrung in Berührung. In der Zivilisation des 21. Jahrhunderts ist dies kaum vorstellbar. Schließlich können wir schon morgens mit einem großen

Frühstück zuhause starten oder uns beim Bäcker ein Brötchen für unterwegs holen.

Durch den Verzicht auf Nahrung, den uns schon unsere Vorfahren vorgemacht haben, sind gewisse Schutzmechanismen in unserem Körper entstanden. So besitzt jeder von uns einen gewissen Körperfettanteil, der im Notfall von Fett in Energie umgewandelt werden kann. Darüber hinaus gibt es den Schutz der Aminosäuren („Aminosäurepool"), der den körpereigenen Speicher der Eiweißbestandteile bezeichnet. Der Schutz sorgt dafür, dass wir auch bei einem Eiweißmangel noch die ausreichenden Bauteile erhalten.

Du musst dir beim Intermittierenden Fasten also keine Sorgen machen, dass es zu einem Abbau deiner Muskeln kommt. Der Aminosäurepool sorgt dafür, dass du ausreichend mit den kleinen Bauteilen beliefert wirst und deine Muskeln weiter bestehen bleiben. Darüber hinaus hast du auch ausreichend Energie und Kraft, um durch den Tag zu gehen.

Mythos #2: Mein Stoffwechsel verlangsamt sich

Das Intermittierende Fasten sorgt dafür, dass dein Stoffwechsel sich erhöht. Dies wurde auch in wissenschaftlichen Studien bewiesen. Es ist somit das Gegenteil von einem Stoffwechsel-Abfall der Fall. Mit anderen Worten: der Stoffwechsel erhöht sich, anstatt sich zu verlangsamen. Hast du das Teilzeitfasten erst einmal in deinen Alltag integriert, wirst du dies selbst feststellen können.

Mythos #3: Ich muss hungern

Möchtest du an Gewicht verlieren, solltest du eisern und diszipliniert bleiben. Genau dies fällt den meisten Menschen während der Fastenzeit schwer. Dies liegt vor allem am auftretenden Hungergefühl, das bereits nach kurzer Zeit auftreten kann. Doch anstatt diesem direkt mit einer Mahlzeit nachzugeben, solltest du deine Fastenzeit weiter durchziehen. Schließlich machst du es für dich und deine Gesundheit!

Der Grund, warum viele von uns schon den kleinsten Hunger zum Anlass nehmen, wieder etwas zu essen, ist klar: Wir haben Angst, dass wir verhungern. Wenn du dich in den Essensphasen jedoch ausgewogen und gesund ernährst, wird dein Hungergefühl schnell wieder verschwinden. Außerdem hilft meist auch schon ein Glas Wasser oder eine Tasse Tee, um den Hunger zu stillen.

Fazit

Das Intermittierende Fasten ist ein optimales Tool, um langfristig Fett zu verlieren und gesund abzunehmen. Dabei solltest du jedoch geduldig und ehrlich sein mit dir selbst. Denn es bringt nichts, wenn du heimlich etwas naschst und nicht dazu stehst. Das Intermittierende Fasten kann langfristige Erfolge mit sich bringen, die sich nachhaltig zeigen werden. Natürlich ist dies nicht auf jeden Menschen übertragbar. So ist das Teilzeitfasten nichts für schwangere und stillende Frauen sowie Kinder und Jugendliche.

Wer das Intermittierende Fasten richtig angeht, bekommt das Ergebnis schon bald im Spiegel zu sehen: Einen strahlend fitten Körper! Hast du eine Methode für dich gefunden, solltest du dich an diese halten. Auf diese Weise kannst du deinem Leben einen roten Faden geben, der dich durch die nächsten Wochen und Monate begleitet. Besonders dann, wenn du ein Kaloriendefizit herbeiführst, kannst du auf leichte Art und Weise abnehmen.

Bist du dir über die Anfängerfehler im Klaren und weißt, wie du das Intervallfasten angehen kannst, solltest du nicht mehr lange warten. Denn schließlich möchtest du sobald wie möglich zu einem geringeren Körpergewicht kommen – oder etwa nicht? Ich wünsche dir dabei viel Erfolg! Und nicht vergessen: Stimmt die innere Haltung, wirst du auch alles andere schaffen! Geduld und Disziplin sollten daher immer an der Tagesordnung stehen.

Süßer Quark-Auflauf Mit Äpfeln Und Aprikosen

Du brauchst:

- 100 g körniger Frischkäse
- 100 g Magerquark
- 1 Ei
- 1/2 Pkg. Puddingpulver (Vanille)
- 1 TL Kakaopulver
- 2 TL Zucker(-ersatz)
- 1 Aprikose
- 1/2 Apfel

Zubereitung:

Heize den Ofen auf 190 °C Ober-/Unterhitze vor. Verrühre mit einem Handrührgerät Frischkäse, Quark und Ei zu einer glatten Masse. Gib Puddingpulver, Kakaopulver und Zucker(-ersatz) hinzu, verrühre alles nochmals kräftig und fülle die Masse in eine backofengeeignete Form. Wasche und entkerne das Obst, viertele die Aprikose und schneide den Apfel in Würfel. Verteile die Obststücke im Auflauf und lasse ihn etwa 30 Minuten im Ofen backen. 15-20 Minuten abkühlen lassen - fertig!

Leckere Und Einfache Gemüsebrühe

Zutaten

- 1 l Wasser
- 250 g Kartoffeln
- zwei Möhren
- 1/2 Stange Lauch
- 1/4 Knolle Sellerie
- etwas Kümmel, Majoran und Salz
- etwas gekörnte Gemüsebrühe
- etwas Muskatnuss,
- 2 TL Hefeflocken
- 4 Teelöffel frische gehackte Petersilie

Zubereitung

Kartoffeln und anderes Gemüse schneiden, danach Gewürze hinzugeben. Jetzt Aufkochen, danach noch einmal 20 – 40 Minuten ziehen lassen. Das Gemüse nun durch ein feines Sieb abseihen und fertig ist die leckere Brühe.

Low Carb Spaghetti Carbonara

Zutaten:

2 Zucchini
200 ml Kokosmilch
200 g Räucherlachs
1 Schalotte
1 EL Kokosöl
1 TL Pfeilwurzelmehl (optional)
1 Handvoll Petersilie
1 Prise(n) Salz, Pfeffer

Zubereitung:

Zucchini mit dem Spiralschneider in Spaghetti Form drehen.
Schalotte schälen und fein würfeln.
Räucherlachs in Würfel schneiden.
Kokosöl in einer großen Pfanne erhitzen. Schalotte darin andünsten.
Lachs hinzugeben und kurz mitdünsten.
Mit Kokosmilch ablöschen und optional 1 TL Pfeilwurzelmehl einrühren.
Das Pfeilwurzelmehl hilft dabei, die Sauce zu binden – ist aber nicht zwingend notwendig.
Zucchini Spaghetti hinzugeben und alles gut mischen.
Für ein paar Minuten garen lassen. Salzen und pfeffern.
Mit frischer Petersilie bestreut servieren.

(pro Portion: 594 Kalorien, 53 g Fett, 15 g Kohlenhydrate, 9 g Eiweiß)

Ofenkartoffeln

Zutaten für 2 Personen:

- 600 g Kartoffeln
- 1 EL Sonnenblumenkerne
- Bund Radieschen
- 50g Feta
- 200g Joghurt
- Salz & Pfeffer
- Schwarzwälder Schinken 5-6 Scheiben
- Öl
- Petersilie

Zubereitung:

Waschen sie als Erstes die Kartoffeln, und kochen sie diese etwa 15 Minuten lang vor. Danach den Topf abgießen und die Kartoffeln auf einem geöltem Backblech verteilen. Danach geben sie diese für etwa 20 Minuten in den vorgeheizten Backofen. Dann die Sonnenblumenkerne kurz in einer Pfanne anrösten, und diese nach kurzer Zeit aus der Pfanne nehmen. Dann waschen sie die Radieschen, und schneiden diese. Danach nehmen sie etwas Petersilie zur Hand waschen diese und schneiden diese in feine Streifen. Nun zerbröseln sie den Feta Käse und vermischen diesen mit dem Joghurt, dann geben sie noch etwas Salz und Pfeffer zum abschmecken hinzu. Dann die Sonnenblumenkerne, Petersilie und Radieschen vermischen und mit der Hälfte des Feta Joghurts vermischen. Dann die Kartoffeln aus dem Ofen nehmen, und diese in der Mitte aufbrechen. Nun können sie diese mit dem Feta Joghurt und dem Schinken anrichten und am Ende die restliche Petersilie und den restlichen Joghurt hinzugeben.

"Mix And Match" Rührei

Du brauchst:

- 2 Eier
- 1 Scheibe Schinken / 30 g Speckwürfel
- 1 Scheibe Gouda / 30 g Mozzarella
- 50 g Tomaten / Paprika / Champignons / Zucchini
- 1/2 kleine Zwiebel
- 2 EL Sahne
- 1 TL Butter
- 1 EL Schnittlauch / 1 EL Basilikum
- Salz und Pfeffer

Zubereitung:

Wähle das Gemüse aus, das du verwenden möchtest und schneide es in kleine Würfel. Verquirle zunächst die Eier mit der Sahne, bis Eigelb und Eiweiß komplett vermengt sind, und würze mit Salz und Pfeffer. Gib anschließend den Schinken in Stücken oder die Speckwürfel, sowie Gouda oder Mozzarella hinzu. Erhitze eine Pfanne und brate die Zwiebeln kurz bei hoher Temperatur in etwas Butter an. Gib nun die Gemüsewürfel hinzu und lasse sie etwas garen, bevor du die Hitze zurückdrehst und die Ei-Masse in die Pfanne gibst. Brate alles unter Rühren goldgelb an, würze bei Bedarf mit Salz und Pfeffer nach und gib zum Schluss Schnittlauch oder Basilikum hinzu. Tipp: Auch bei diesem Rezept lohnt es sich, die Zutaten zu variieren. So schaffst du Abwechslung und findest auf jeden Fall eine Variante, die dir besonders gut schmeckt.

Apfelpfannkuchen

Zutaten für 4 Personen:
400 ml Sojamilch
300 g Mehl
1 Apfel
1 Vanilleschote
2 EL Zucker
1 TL Backpulver

Zubereitung:
Apfel waschen, schälen und mit einer Küchenreibe fein reiben.
Vanilleschote halbieren und auskratzen.
Mit dem Mehl, Backpulver und Zucker vermischen.
Sojamilch zugeben und zu einem glatten Teig verarbeiten.
Nach und nach den Apfelabrieb unterheben.
In heißem Öl für zwei Minuten auf beiden Seiten ausbacken.

Zubereitungszeit: 25 Minuten

Süße Pfannenpizza (~ 350 Kcal)

1 Ei

50 ml Milch

1 TL Zucker (alternativ z.B. Erythrit)

1 - 2 EL Vanille-Proteinpulver

15 g Mandelmehl

1 EL Kokosöl

5 Erdbeeren

3 - 4 Walnüsse

1 EL Kokosraspeln

Öl für die Pfanne

Zubereitung:

Schlagen Sie zunächst das Ei mit dem Zucker und dem Kokosöl schaumig. Geben Sie anschließend die Milch dazu, vermengen Sie Mandelmehl und Proteinpulver und lassen Sie die Mischung einrieseln. Backen Sie den fertigen Teig mit etwas Öl in einer Pfanne zu einem flachen Boden aus. Waschen Sie die Erdbeeren und schneiden Sie sie in Scheiben. Hacken Sie die Walnüsse und belegen Sie die Pfannenpizza mit den Erdbeerscheiben, den Walnussstücken und den Kokosraspeln.

Joghurt-Reis-Suppe

Portionen: 4
Zutaten
2 große Becher Joghurt (Gesamtgewicht: 1000 g)
1000 ml Wasser
200 g Langkornreis
150 g Spinat
6 Knoblauchzehen
1 Bund Lauchzwiebeln
1 Bund Sellerie
2 Eier
2 Bund Koriander
2 Bund Dill
2 EL Mehl
2 TL Salz
Zubereitung

1. Spinat waschen, grob hacken.
2. Kräuter abbrausen, Blättchen abzupfen, hacken.
3. Joghurt in einen großen Topf geben, Wasser zufügen, verrühren.
4. Kräuter, Ei, Mehl, Reis zufügen, verrühren.
5. Den Topf auf den Herd stellen, zum Kochen bringen, aufkochen lassen.
6. Hitze reduzieren, die Suppe 10 Minuten unter Rühren köcheln lassen.

Omelette Mit Lachs

Zutaten:
3 Eier (M)
75 g Räucherlachs
1 EL Creme Fraiche
½ Bund Schnittlauch
Salz, Pfeffer

Zubereitung:
Schnittlauch klein schneiden.
Mit der Creme Fraiche, den Eiern, dem Salz und dem Pfeffer verquirlen.
Eiermasse für zwei Minuten in heißem Öl backen.
Räucherlachs darauf verteilen.
Weitere vier bis fünf Minuten garen lassen.

Putenbrust Mit Gemüse In Kokosmilch

(500 kcal, 31,8 g Eiweiß,
4,2 g Kohlenhydrate, 9,7 g Fett)

Zutaten:

100 g Putenbrust
30 ml Kokosmilch
50 g Gemüsemix
Albaöl
Salz und Pfeffer

Zubereitung:

Brate die Putenbrust in einer Pfanne mit Albaöl an.
Lasse das Gemüse mit etwas Albaöl in einem Topf
anschwitzen und lösche es dann mit der Kokosmilch ab.
Würze die Putenbrust beidseitig mit Salz und Pfeffer
und lasse die Putenbrust beidseitig durchbraten.
Würze auch das Gemüse mit Salz und Pfeffer und lasse
alles Garen. Lege nun das Fleisch auf einen Teller und
platziere das Gemüse neben dem Fleisch.

Rindfleischsuppe

Zutaten für 4 Portionen:
1,5 l Rinderbrühe
500 g Rindergulasch
250 g Blumenkohl
4 Möhren
2 Zwiebeln
2 Paprikaschoten
2 Lorbeerblätter
2 EL Curry
2 EL Weißweinessig
1 EL Öl
Salz, Pfeffer

Zubereitung:
Rindergulasch in heißem Öl scharf anbraten. Blumenkohl, Möhren und Paprikaschoten waschen, putzen und klein schneiden. Zwiebeln schälen und grob hacken. Zwiebeln zum Rindergulasch geben und für fünf Minuten glasig anbraten. Mit der Rinderbrühe und dem Weißweinessig ablöschen. Das restliche Gemüse und die Lorbeerblätter dazugeben. Für 20 Minuten köcheln. Mit Salz, Pfeffer und dem Curry abschmecken.

Zubereitungszeit: 40 Minuten

Gebackenes Gemüse (~ 475 Kcal)

50 g Ziegenkäse

2 Karotten

1/4 Zucchini

1/2 Zwiebel

5 Cherrytomaten

1/2 gelbe Paprika

1/2 Süßkartoffel

3 EL Sonnenblumenöl

Knoblauchpulver

Gemüsebrühpulver

Paprikapulver

Salz und Pfeffer

Margarine für die Form

Zubereitung:

Heizen Sie den Ofen auf 180 °C Ober-/ Unterhitze vor. Erhitzen Sie einen Topf mit gesalzenem Wasser. Schälen Sie die Süßkartoffel und kochen Sie sie für etwa 15 Minuten darin. Hacken Sie die Zwiebel fein, schälen Sie Karotte und Zucchini und schneiden Sie beides in mundgerechte Stücke. Waschen Sie die Cherrytomaten und die Paprika und schneiden Sie Letztere in Streifen. Vermengen Sie das Öl mit den Zwiebelstücken und den Gewürzen. Fetten Sie eine backofengeeignete Form mit Margarine aus und füllen Sie das Gemüse hinein. Gießen Sie die Süßkartoffel ab, zerteilen Sie sie ebenfalls in Stücke und geben Sie sie zum restlichen Gemüse in die Form. Gießen Sie nun die Öl-Mischung darüber und achten Sie darauf, dass das Gemüse rundum mit Öl benetzt ist. Zerbröseln Sie den Ziegenkäse zwischen den Fingern und verteilen Sie ihn über dem Gemüse, bevor Sie die Form für etwa 35 Minuten in den Ofen schieben.

Leichtes Pfannengemüse

Portionen: 2
Nährwerte je Portion:
Kcal: 170, Eiweiß: 9 g, Fett: 7 g, Kohlenhydrate: 17 g, Ballaststoffe: 9 g
Zutaten
200 g Champignons
100 g Möhren
2 Knoblauchzehen
1 gelber Paprika
1 roter Paprika
1 rote Zwiebel
200 g TK-grüne Bohnen
100 g saure Sahne
½ Bund Petersilie
2 TL Rapsöl
250 ml Gemüsebrühe
Salz
Pfeffer
Zubereitung

1. Zwiebel und Knoblauch abziehen, fein hacken.
2. Möhren waschen, in Scheiben schneiden; Paprika waschen, entkernen, die weißen Fruchthäute entfernen, stückeln.
3. Pilze putzen, Stielenden abschneiden, in Stücke schneiden. Bohnen auftauen, abtropfen lassen.

4. Rapsöl in eine beschichtete Pfanne geben, erhitzen. Zwiebel, Knoblauch, zufügen, anschwitzen. Möhren zufügen, anschwitzen.

5. Paprika zugeben, mischen. Pilze zufügen, das Ganze 8 Minuten dünsten lassen.

6. Petersilie abbrausen, Blättchen abzupfen, hacken.

7. Bohnen und Petersilie zum Gemüse geben, weitere 3 Minuten dünsten.

8. Mit Gemüsebrühe das Ganze ablöschen, binden mit saurer Sahne.

9. Mit Salz, Pfeffer würzen.

Apfel-Sellerie-Creme

Zutaten:
100 g Frischkäse
1 Apfel
½ Selleriestaude
Curry, Salz, Pfeffer

Zubereitung:
Sellerie und Apfel waschen, klein schneiden und pürieren.
Zum Frischkäse geben und gut verrühren.
Mit Salz, Pfeffer und Curry abschmecken.

Spiegelei Mit Spinat

(300 kcal, 12 g Eiweiß, 2 g Kohlenhydrate, 0,4 G Fett)

Zutaten:

100 g Blattspinat
2 Eier
Salz und Pfeffer

Zubereitung:

Gare den Blattspinat in einer Pfanne mit etwas Albaöl.

Bereite die Spiegeleier in einer separaten Pfanne zu und würze sie mit Salz.
Den Spinat nun mit Salz und Pfeffer kräftig würzen.
Alles auf einen Teller geben und ggf. etwas Vollkornbrot hinzufügen.

Spinatsuppe

Zutaten für 4 Portionen:
1 l Gemüsebrühe
250 ml Kokosmilch
500 g frischer Spinat
2 Knoblauchzehen
1 Zwiebel
3 EL Crème Fraîche
2 EL Öl
Salz, Pfeffer

Zubereitung:
Zwiebel und Knoblauch schälen und fein hacken. In heißem Öl glasig braten. Spinat waschen, putzen und unter die Zwiebel-Knoblauchmischung heben.
Für drei Minuten auf kleiner Flamme andünsten.
Mit der Gemüsebrühe und der Kokosmilch ablöschen.
Für zehn Minuten köcheln.
Crème Fraîche unterrühren und mit Salz und Pfeffer abschmecken.
Vor dem Servieren die Spinatsuppe fein pürieren.

Zubereitungszeit: 25 Minuten

Bunter Salat Mit Orangendressing (~ 175 Kcal)

100 g Feldsalat

50 g Rucola

1/2 gelbe Paprika

1 kleine Karotte

4 - 5 frische Champignons

Saft aus 1/2 Orange

1 TL Zitronensaft

1 EL gehackter Schnittlauch

1 TL Leinsamen

Zubereitung:

Waschen Sie Feldsalat und Rucola, sowie die Paprika und die Champignons und schälen Sie die Karotte. Schneiden Sie die Paprika in Würfel, die Champignons in Scheiben und raspeln Sie die Karotte. Vermengen Sie das Gemüse und mischen Sie für das Dressing den Saft einer halben Orange mit Schnittlauch, Zitronensaft und Leinsamen.

Curry Mit Blumenkohl

Portionen: 2
Nährwerte je Portion:
Kcal: 360, Eiweiß: 26 g, Fett: 17 g, Kohlenhydrate: 20 g, Ballaststoffe: 12 g

Zutaten

500 ml Gemüsebrühe
400 g Tofu
250 g Zuckerschoten
2 rote Chilischoten
2 Knoblauchzehen
2 Zwiebeln
1 Blumenkohl (Gewicht ca. 750 g)
2 EL Rapsöl
2 EL Curry
2 EL Zitronensaft
1 EL Kokosflocken
1 TL Kurkuma
1 TL Salz

Zubereitung

1. Blumenkohl in Röschen teilen, waschen. Den Strunk waschen, in Würfel schneiden.
2. Knoblauch, Zwiebeln abziehen, fein hacken.
3. Chilischoten waschen, halbieren, entkernen, würfeln.

4. In einem Topf Rapsöl erhitzen. Knoblauch, Chili, Zwiebel, Salz, Curry und Kurkuma zufügen, anbraten.
5. Ablöschen mit Gemüsebrühe, das Ganze zum Kochen bringen.
6. Blumenkohl zufügen, bei geringer Hitze 22 Minuten garen.
7. Zuckerschoten waschen, Fäden abziehen. Tofu in Streifen schneiden.
8. Tofu, Zuckerschoten zum Blumenkohl geben, umrühren, weitere 3 Minuten köcheln lassen.
9. Mit Salz und Pfeffer nach Geschmack nachwürzen, pikant abschmecken mit Zitronensaft und mit Kokosflocken bestreuen.

Kürbisbrot

Zutaten:
250 g Hokkaido-Kürbis
500 g Magerquark
100 g Haferkleie
75 g Proteinpulver
2 EL Butter
5 Eier (M)
5 EL Mandelmehl
5 EL Kichererbsenmehl
6 EL Kürbiskerne
2 TL Salz

Zubereitung:
Kürbis schälen und in kleine Stücke schneiden.
Auf ein Backblech geben und mit Butter bestreichen.
Bei 175°C für 20 Minuten im Backofen rösten.
Kürbis anschließend fein pürieren.
Nach und nach die restlichen Zutaten unterheben, bis ein zähflüssiger Teig entsteht.
Im vorgeheizten Ofen bei 180°C für 50 Minuten backen.

Gebackener Spargel Mit Salat

(100 kcal, 11,8 g Kohlenhydrate, 7,6 g Protein, 3 g Fett)

Zubereitung:

250 g Spargel
1 Muskatnuss
Albaöl
100 g Spinat
100 g Feldsalat
Radieschen (nach Belieben)
Essig
Leinsamenöl
Saft einer Zitrone (frisch gepresst)
(evtl. Putenbrust oder Vorderschinken)

Zubereitung:

Spargel schälen, mit Pfeffer und Muskat würzen.
Auf die Spitzen einige Tropfen Öl geben.
Anschließend Spargel in Backpapier gewickelt in den Ofen geben.
Nach dem Backen mit jungem Spinat, Feldsalat und Radieschen servieren.
Für das Dressing ein wenig Leinsamenöl mit Essig und Zitronensaft verrühren, mit Muskatblüte, Salz und Pfeffer abschmecken, damit den Salat beträufeln.
Wer 50 Gramm Putenbrust oder Vorderschinken dazu serviert, muss 61 kcal hinzurechnen.

Ginseng-Risotto

Zutaten für 4 Personen:
200 g gekochter Sushi-Reis
125 ml Hühnerbrühe
4 getrocknete Datteln (entsteint)
4 gebratene Maroni
2 Ginseng-Wurzeln
1 TL Berberitzen
½ TL Salz

Zubereitung:
Ginseng-Wurzeln putzen und in sehr dünne Scheiben schneiden.
Für eine Stunde in der Hühnerbrühe garen.
Bei Bedarf etwas Flüssigkeit nachgießen.
Maroni und Datteln klein schneiden.
Anschließend nach und nach den Sushi-Reis, die Maroni, die Datteln und die Berberitzen zugeben.
30 Minuten bei geringer Hitze köcheln.
Mit Salz abschmecken.

Zubereitungszeit: 100 Minuten

Tomate-Mozzarella Aus Dem Ofen (~ 325 Kcal)

3 Tomaten

100 g Mozzarella

3 EL Basilikumblätter

2 EL Balsamicocreme

Salz und Pfeffer

Margarine für die Form

Zubereitung:

Heizen Sie den Ofen auf 160 °C Ober-/ Unterhitze vor. Waschen Sie die Tomaten und schneiden Sie sie in Scheiben. Schneiden Sie außerdem gleichmäßige Scheiben aus der Mozzarellakugel und platzieren Sie diese, abwechselnd mit den Tomatenscheiben, auf einer ofenfesten Platte, die Sie zuvor mit etwas Margarine eingefettet haben. Backen Sie das Gericht für etwa 20 Minuten im Ofen und servieren Sie es mit der Balsamicocreme und den Basilikumblättern.

Gegrillter Lachs

Portionen: 2
Zutaten
2 Bund Mangold
200 g Grünkohl
2 Lachsfilets
2 EL Zitronensaft
2 EL Dill
2 TL Senf
Olivenöl
Zubereitung

1. Backofen auf 200 °C vorheizen, 1 Backform leicht einfetten.
2. Mangold und Grünkohl waschen, grob zerkleinern, beides in der Backform verteilen.
3. Würzen mit Salz, Pfeffer, mit Olivenöl beträufeln. Die Form in den Backofen schieben und das Gemüse 6 Minuten backen.
4. Lachsfilets abbrausen, trocken tupfen, auf dem Gemüse verteilen. Öl über den Fisch träufeln, die Form in den Backofen schieben und das Ganze 10 Minuten backen.
5. Zitronensaft in eine Schüssel geben, Senf zufügen, verrühren.
6. Dill abbrausen, Spitzen abzupfen, hacken, zum Zitronensaft geben, mischen.
7. Das Dressing über dem Fisch verteilen.

Low Carb- Brot

Zutaten:
250 g Magerquark
2 Eier (M)
5 EL Proteinpulver
5 EL Weizenkleie
5 EL geschrotete Leinsamen
50 g gehackte Mandeln

Zubereitung:
Alle Zutaten zu einem glatten Teig vermengen.
Zehn Minuten ruhen lassen.
Bei 180°C für 25 Minuten backen.

Lachs Mit Karamellisiertem Chicorée

Zutaten für eine Portion:
150 g Lachsfilet ohne Haut
100 g Kirschtomaten
50 g Rucola
1 Chicorée
¼ rote Zwiebel
¼ Avocado
3 EL Zitronensaft
1 EL Petersilie
1 EL Kapern
5 TL Olivenöl
2 TL brauner Zucker
1 TL Selleriegrünblätter

Zubereitung:
Petersilie, Zitronensaft, Kapern und 2 TL Olivenöl verrühren und zu einem Dressing pürieren.
Avocado in Scheiben schneiden.
Tomaten, Zwiebel und Selleriegrünblätter waschen und klein schneiden.
Gemüse miteinander vermengen und Dressing darauf verteilen.
Lachs mit 2 TL Olivenöl einreiben.
Von beiden Seiten für jeweils zwei Minuten anbraten.
Anschließend im Ofen weitere fünf Minuten garen.
Chicorée waschen, putzen und vierteln.
1 EL Olivenöl mit dem braunen Zucker vermischen.

Schnittflächen des Chicorées damit einreiben.
Für drei bis fünf Minuten in der Pfanne anrösten.
Mit Salat und Lachs anrichten.

Zubereitungszeit: 30 Minuten

Avocadosalat Mit Roastbeef

Portionen: 4
Nährwerte je Portion:
Kcal: 415, Eiweiß: 46 g, Fett: 19 g, Kohlenhydrate: 15 g, Ballaststoffe: 6 g
Zutaten
600 g Roastbeef
800 g grüne Bohnen
1 Dose Kidneybohnen (Abtropfgewicht: 240 g)
1 Avocado
8 Cocktailtomaten
2 EL Zitronensaft
2 EL Rapsöl
1 EL Honig
1 EL Sojasoße
1 EL mittelscharfer Senf
Salz
Pfeffer
Zubereitung

1. Grüne Bohnen waschen, putzen.
2. Einen Topf mit Salzwasser zum Kochen bringen, die grünen Bohnen zufügen, 8 Minuten garen lassen, abgießen, abschrecken, abtropfen lassen.
3. Dressing: Zitronensaft, Honig, Sojasoße, Senf in eine Schüssel geben, verrühren, würzen mit Pfeffer; Öl zufügen, unterschlagen.
4. Kidneybohnen in ein Sieb schütten, gründlich abspülen, abtropfen lassen.

5. Avocado halbieren, entkernen, Fruchtfleisch herauslösen, in Scheiben schneiden, Zitronensaft über die Scheiben träufeln.
6. Tomaten waschen, halbieren, Stielansatz entfernen.
7. Grüne Bohnen, Kidneybohnen und Tomaten in eine Schüssel geben, Dressing zufügen, mischen.
8. Avocado zufügen, sacht unterheben.
9. Würzen mit Salz, Pfeffer.
10. Roastbeef in Scheiben schneiden, die Scheiben aufrollen, auf dem Salat anrichten.

Gesunder Avocadosalat

Zutaten:
150 g Blattspinat
1 reife Avocado
1 Zitrone
1 EL Holunderblütensirup
1 EL Erdnussöl
Salz, Pfeffer

Zubereitung:
Zitrone auspressen.
Zitronensaft mit dem Holunderblütensirup und dem Erdnussöl zu einem Dressing vermischen.
Salzen und pfeffern.
Avocado schälen und in Scheiben schneiden.
Blattsalat waschen und abtropfen lassen.
Gemeinsam mit der Avocado und dem Dressing anrichten.

Blumenkohlsuppe

Für 2 Personen

Zutaten:
500g Blumenkohl
250 ml Gemüsebrühe
250 ml Milch (1,5%)
1 Zwiebel
1 Knoblauchzehe
1 EL Sonnenblumenöl
1 TL rote Currypaste
½ Bund Schnittlauch
2 Stengel Petersilie mit Blättern
½ TL Sesamöl
Salz, Pfeffer

Zubereitung:
Den Blumenkohl in Röschen teilen und unter fließendem Wasser gut waschen. Schnittlauch und Petersilie waschen und trocknen lassen. Die Zwiebel und die Knoblauchzehe fein würfeln. Das Sonnenblumenöl in einem Topf erhitzen, die Currypaste darin anbraten bis sich leichte Röstaromen bilden.
Danach die zerkleinerte Zwiebel und den Knoblauch hinzufügen und braten bis sie glasig sind. Schnittlauch und Petersilienblätter klein schneiden. Beiseite stellen.

Blumenkohlröschen in den Topf geben und drei Minuten dünsten. Dann mit der Brühe und der Milch aufgießen und bei mittlerer Temperatur 10 bis 12 Minuten köcheln lassen.
Mit Salz und Pfeffer abschmecken.
Am Schluß alles pürieren und dem Sesamöl abschmecken.
Mit den klein gehackten Kräutern dekorieren und servieren.

Braten Fleisch Salat Mit Ziegenkäse Und Balsamico-Vinaigrette

Sesam-Limetten-Hähnchen-Salat

Ein asiatisch inspirierter Entreesalat, der in 15 Minuten zusammenkommt - und in weniger als 500 Kalorien kommt? Ja bitte! Dieses Rezept basiert auf gekochtem, geschnetzeltem Hähnchen (einen Bratspieß Vogel aufnehmen, oder etwas früher in der Woche kochen) und verpackte knusprige chinesische Nudeln, wie La Choy Futter Mein Nudeln, für einen knackigen, proteinreichen Salat. Chilischote, frischer Koriander und geröstete Sesamsamen runden den Geschmack ab. Unser Sesame Lime Hähnchen-Salat ist reichhaltig genug für das Abendessen, aber auch ein tolles Lunchpaket; lagern Sie das Dressing in einer kleinen Flasche und kleiden Sie den Salat kurz vor dem Einfüllen, um all die knackige Frische zu erhalten.

Zutaten
- ¼ Tasse Canolaöl
- 3 Esslöffel frischer Limettensaft
- 1 Teelöffel Zucker
- ½ Teelöffel geröstetes Sesamöl
- ½ rote Chilischote (wie Jalapeño oder Serrano), in Scheiben geschnitten
- 1 kleiner Kopf Römersalat, Blätter in mundgerechte Stücke (ca. 6 Tassen)
- 2 Karotten, gerieben
- 4 Tassen geschreddert Huhn (von 1 2 bis 2 ½ Pfund Vogel)

- ☐ 1 Esslöffel geröstete Sesamsamen
- ☐ 1 Tasse knusprige chinesische Nudeln
- ☐ ¼ Tasse frische Korianderblätter

Gefüllte Paprika Rezepte für kreative Abendessen unter der Woche

Wenn es darum geht, während der Woche ein Abendessen zu kochen, kann es schwierig sein, ständig Abwechslung zu bringen, besonders wenn Sie nach einem anstrengenden Tag müde sind oder sich einem Repertoire von Rezepten verschrieben haben. Aber seien Sie ehrlich: Bewährte Rezepte für Blechpfannen können langweilig werden, und Sie können nur mit Pfannengerichten so kreativ werden. Wenn Sie also auf der Suche nach einer köstlich sättigenden und gesunden Mahlzeit sind, ist Paprika eine wichtige Zutat. Sie fügen Ihrem Geschirr nicht nur Ballaststoffe hinzu, sondern sind auch eine gute Quelle für die Vitamine C und A. Wenn Sie also mexikanisch oder italienisch sind, entschied ich mich, 10 leckere gefüllte Paprika-Rezepte zu sammeln, um Ihre kreative Küche zu genießen Säfte gehen.

Omelette Mit Lachs

Zutaten:
3 Eier (M)
75 g Räucherlachs
1 EL Creme Fraiche
½ Bund Schnittlauch
Salz, Pfeffer

Zubereitung:
Schnittlauch klein schneiden.
Mit der Creme Fraiche, den Eiern, dem Salz und dem Pfeffer verquirlen.
Eiermasse für zwei Minuten in heißem Öl backen.
Räucherlachs darauf verteilen.
Weitere vier bis fünf Minuten garen lassen.

Morning Rolls

Zeitaufwand: 10 Minuten

Nährwertangaben pro Portion:
Kcal: 97
Protein: 14g
Fett: 3g
Kohlenhydrate: 3g

Zutaten für 2 Portionen:
100g Kochschinken, mager, in Scheiben
1 Frühlingszwiebel
¼ Paprika
2 Blätter Eisbergsalat
2 Esslöffel Joghurt, pur
Salz, Pfeffer, Kräuter

Zubereitung:
1. Paprika waschen und klein schneiden. Zwiebel in Ringe schneiden.
2. Joghurt mit Salz, Pfeffer und den Kräutern gut verrühren.
3. Salatblätter mit Joghurt bestreichen und mit Schinken, Paprika und Zwiebel belegen.
4. Salatblätter vorsichtig zusammenrollen und ggf. mit einem Zahnstocher zusammenhalten.

Portugiesische Gazpacho

Zutaten für 4 Portionen
1 kg Tomaten, sehr reif, grob gehackt
1 rote Paprika, grob gehackt
1 Grüne Paprika, grob gehackt
½ rote Zwiebel, fein gewürfelt
1 Zehe Knoblauch, gepresst
1 rote Chilischote (optional), kleingehackt
½ Salatgurke, gewürfelt
65 g Sauerteig-Brot, gewürfelt
1-2 EL Sherry-Essig
1 EL Frische Minze, kleingehackt
1 EL Olivenöl
n.B. Salz und schwarzer Pfeffer

Nährwertangaben pro Portion
Kcal: 129 kcal; Kohlenhydrate: 9 g; Fett: 6,4 g; Eiweiß: 11 g

🍴Zubereitung

Tomaten, rote und grüne Paprika, Zwiebel, Knoblauch, Chili, die Hälfte der Salatgurke, Sauerteig-Brot, Minze und Olivenöl in einen großen Mixer füllen. Die Hälfte der Gurkenwürfel beiseitestellen.

Die Zutaten auf höchster Stufe gründlich verblenden.

Die Gazpacho mit Salz und Pfeffer abschmecken und den Sherry-Essig unterrühren.

Suppe in ein verschließbares Gefäß füllen und für mindestens eine Stunde im Kühlschrank kaltstellen.

Die Gazpacho auf vier Schälchen aufteilen, mit den restlichen Gurkenwürfeln und frischer Minze garnieren, einige Tropfen Olivenöl darüber träufeln und kalt genießen.

Pfannkuchen Mit Joghurt

Zutaten:
4 Tomaten
800ml Naturjoghurt
4 Salatblätter
8 Eier
1 Gurke
8EL Haferflocken
Salz und
4EL Kräuter

Pfeffer

Zubereitung:
1. Eier zusammen mit den Haferflocken in einer Schüssel verquirlen und mit Salz und Pfeffer würzen.
2. Die Mischung in einer Pfanne von beiden Seiten leicht braun anbraten.
3. Das Gemüse waschen, in kleine Stücke schneiden, den Joghurt mit den Kräutern vermengen und mit Salz und Pfeffer würzen.

Apfel-Mandel-Pfannkuchen

Portionen: 2 Portionen
Zeitaufwand: 20 Minuten
Nährwertangaben: ca. 380 kcal

Zutaten:
100 ml Magermilch
60 g Proteinpulver
25 ml Rapsöl
20 g Weizenkleie
20 g Leinsamen
10 g Vollkornmehl
1 Apfel
Süßstoff
Backpulver
Zimtpulver
Vanille-Aroma

Zubereitung:
1. Apfel waschen und kleinraspeln. Mit den weiteren Zutaten zu einem Teig vermengen und mit ein bisschen Rapsöl in einer Kochpfanne von beiden Seiten goldbraun anbraten.
2. Kleiner Tipp: ist die Menge zu flüssig, kann nach Bedarf mehr Proteinpulver hinzugegeben werden.

Gemüsepaella

Zutaten für 4 Personen:
250 g Möhren
250 g vorgekochte Bohnen (weiß)
100 g Zuckerschoten
4 Schalotten
2 Knoblauchzehen
1 Kohlrabi
1 Fenchelknolle
250 g Paellareis
500 ml Gemüsebrühe
1 TL Paprika
Safran, Salz, Pfeffer

Zubereitung:
Schalotten und Möhren schälen und in Scheiben schneiden.
Knoblauch und Kohlrabi schälen und klein schneiden.
Fenchel putzen und in Spalten schneiden.
Fenchel, Schalotten, Kohlrabi und Möhren in heißem Öl anbraten.
Knoblauch und Reis untermischen.
Mit Gemüsebrühe ablöschen und für 20 Minuten bei mittlerer Hitze quellen lassen. Zwischenzeitlich die Zuckerbohnen putzen und in heißem Wasser blanchieren. Gemeinsam mit den Bohnen zur Paella geben.
Weitere fünf Minuten köcheln lassen.

Mit Salz, Pfeffer, Safran und Paprika abschmecken.

Zubereitungszeit: 55 Minuten

Kohlenhydratarmer Flammkuchen

Portionen: 1 Flammkuchen
Nährwerte je Portion:
Kcal: 575, Eiweiß: 36 g, Fett: 45 g, Kohlenhydrate: 5 g, Ballaststoffe: 5 g
Zutaten

Für den Boden
100 g Magerquark
100 g geriebener Gouda (Fettgehalt: 30 %)
20 g Leinmehl
2 Eier
Pfeffer
Salz

Für den Belag
50 g Räucherlachs
60 g Crème fraîche
30 g geriebener Gouda
30 g Rucola
4 Champignons
3 EL Olivenöl
1 TL Meerrettich
Salz
Zitronenpfeffer

nach Belieben Dill
Zubereitung

1. Backofen auf 180 °C vorheizen, Backblech mit Backpapier auslegen.
2. Eier trennen, Eigelb in eine Schüssel geben, Eiweiß beiseitestellen.
3. Quark zum Eigelb geben, mischen. Käse, Leinmehl zufügen, alles gut vermischen. Würzen mit Salz, Pfeffer.
4. Eiweiß zu steifem Schnee schlagen, unter die Eigelb-Quark-Mischung heben.
5. Die Quarkmasse dünn auf dem Backblech verstreichen, 15 Minuten im Ofen backen.
6. Crème fraîche in eine Schüssel geben, Meerrettich zufügen, mischen.
7. Rucola waschen, Stiele entfernen.
8. Champignons waschen, putzen, in Scheiben schneiden.
9. In eine beschichtete Pfanne Öl geben, Pilze zufügen, anbraten. Würzen mit Zitronenpfeffer.
10. Das Backblech aus dem Ofen nehmen, den Boden mit der Meerrettichmischung bestreichen.
11. Die Champignons mit dem Räucherlachs und Rucola auf dem Boden verteilen, das Ganze mit Käse und Dill bestreuen, nochmals in den Ofen schieben und 8 Minuten backen lassen.

Lachs-Eier-Salat

Zutaten:
100 g Räucherlachs
2 Eier
½ Salatgurke
1 Bund Radieschen
2 EL Joghurt
2 EL Olivenöl
2 EL Balsamico-Essig
1 TL Senf
Salz, Pfeffer

Zubereitung:
Eier im heißen Wasser hart kochen.
Salatgurke und Radieschen waschen und in dünne Scheiben schneiden.
Anschließend das Dressing aus Olivenöl, Essig, Senf und Joghurt zubereiten.
Salzen und pfeffern.
Gekochte Eier schälen und in Scheiben schneiden.
Mit dem Räucherlachs, den Gemüsescheiben und dem Dressing anrichten.

Garnelen Mit Avocado-Mango Salat

Für 2 Personen

Zutaten:
12 Garnelen
1 Avocado
½ Mango
2 – 4 Chilischoten, getrocknet
1 frischer Thymianzweig
1 EL Olivenöl
1 EL Kokosöl
Parmesan
Salz, Pfeffer

Zubereitung:
Avocado halbieren, den Kern entfernen und das Fruchtfleisch in Streifen schneiden. Avocado aus der Schale lösen und in eine Schüssel geben. Mango schälen und in Streifen schneiden. Chilischoten halbieren, Thymian waschen, vom Stiel zupfen und beides zum Salat geben. Olivenöl, Salz und Pfeffer zum Salat geben und gut durchrühren.
Garnelen aus der Schale herauslösen, Kokosöl in einer Pfanne erhitzen und Garnelen kurz von beiden Seiten braten.
Den Salat auf Tellern anrichten, etwas Parmesan darüber reiben und die Garnelen obenauf verteilen.

Apfel-Sellerie-Creme

Zutaten:
100 g Frischkäse
1 Apfel
½ Selleriestaude
Curry, Salz, Pfeffer

Zubereitung:
Sellerie und Apfel waschen, klein schneiden und pürieren.
Zum Frischkäse geben und gut verrühren.
Mit Salz, Pfeffer und Curry abschmecken.

Bunte Putenstreifen

Zeitaufwand: 10 Minuten

Nährwertangaben pro Portion:
Kcal: 295
Protein: 19g
Fett: 14g
Kohlenhydrate: 23g

Zutaten für 2 Portionen:
200g Putenbrust
1 Grüner Kopfsalat
4 Tomaten
100g Champignons (Dose oder Glas)
2 Paprika
2 Möhren
1 Esslöffel Sesamkörner
1 Teelöffel Honig
etwas Olivenöl

Zubereitung:
1. Grünen Salat rupfen und waschen. Paprika, Tomaten, Möhren und Champignons waschen/abschütten und alles klein schneiden.
2. Putenbrust waschen, in Streifen schneiden und mit etwas Olivenöl, Sesamkörnern und Honig gut durchmengen.
3. Putenmischung in eine Pfanne geben und vorsichtig durchbraten.

4. Die gebratenen Zutaten über den gemischten Salat geben und durchmengen.

Saftiges One-Pot-Hühnchen Mit Bohnen Und Scharfer Chorizo

Zutaten für 2-4 Portionen
4 Hühnerunterkeulen
Etwas Olivenöl
1 rote Zwiebel, in Scheiben geschnitten
100 ml Hühnerbrühe
1 Chorizo, in Scheiben geschnitten
½ TL Rosmarin, kleingehackt
Nährwertangaben pro Portion
Kcal: 247 kcal; Kohlenhydrate: 10,5 g; Fett: 7,5g; Eiweiß: 32,5 g
🛒Zubereitung
Den Backofen auf 200° C vorheizen.
Die Zwiebelscheiben zwischen die Hühnchenschenkel stecken und die Schenkel auf einem mit Olivenöl eingeölten, tiefen Backblech verteilen. Gründlich salzen und pfeffern.
Die Hühnerbrühe in das Backblech gießen und die Hühnerschenkel für 25-30 Minuten goldbraun backen.
Chorizo zwischen den Hühnerschenkeln verteilen und für weitere 15 Minuten backen.
Das One-Pot-Hühnchen mit Rosmarin würzen, alles gründlich verrühren, auch die Zwiebeln unter die restlichen Zutaten rühren und für weitere 5-10 Minuten backen.
Das Gericht auf tiefen Tellern anrichten, mit frischen Zitronenspalten garnieren und servieren.

Avocado-Lachs-Creme

Zutaten:
2 Avocados
2EL Olivenöl
200g geräucherter
2 Zitronen

Lachs

Salz
60g Ziegenkäse

Zubereitung:
1. Avocado in zwei Hälften schneiden, den Kern entfernen und das Fruchtfleisch entnehmen.
2. Alle Zutaten in einen kleinen Behälter geben und mit ei nem Mixer pürieren.

Bratwurst Mit Tomaten

Portionen: 1
Zeitaufwand: 20 Minuten
Nährwertangaben: ca. 510 kcal

Zutaten:
500 g Tomaten
150 g Bratwürste
1 EL Rapsöl
Chiliflocken
Salz und Pfeffer

Zubereitung:
1. Das Grüne der Tomaten heraus und die Tomaten in Scheiben schneiden. Bratwürste in einer mit Rapsöl beschichteten Pfanne anbraten, an den Rand schieben und die Tomatenscheiben in derselben Pfanne bei geringerer Hitze dünsten.
2. Alles mit Gewürzen abschmecken – Guten Appetit!

Low Carb Crème Brûlée

Zutaten für 4 Portionen:
400 g Erdbeeren
300 g Naturjoghurt
125 g griechischer Naturjoghurt
100 g brauner Zucker
1 TL Vanilleextrakt

Zubereitung:
Erdbeeren waschen, putzen und klein schneiden.
Auf vier Schüsseln aufteilen.
Naturjoghurt mit Vanilleextrakt mischen und über die Erdbeeren geben.
Zuerst griechischen Naturjoghurt und anschließend Zucker darauf verteilen.
Für drei Minuten im Ofen grillen.

Zubereitungszeit: 10 Minuten

Grüngelber Smoothie

Portionen: 2
Zutaten
100 g Spinat
2 Birnen
1 Banane
¼ l Wasser
Zubereitung

1. Birnen schälen, stückeln.
2. Banane schälen, in grobe Stücke schneiden.
3. Spinat abspülen, abtropfen lassen, ausdrücken, klein schneiden.
4. Alle Zutaten in den Mixer geben, das Wasser zufügen.
5. Das Ganze mixen, bis eine geschmeidige Konsistenz vorhanden ist.

Low Carb - Auberginen-Lasagne

Zutaten:
5 Auberginen
500 g geschälte Tomaten
200 g Kirschtomaten
125 g Mozzarella
½ Zwiebel
4 EL Tomatenmark
4 EL Olivenöl
4 EL Frischkäse
2 EL Basilikum-Pesto
Salz, Pfeffer

Zubereitung:
Auberginen in Scheiben schneiden und mit Öl bestreichen.
Bei 180°C für 25 Minuten grillen.
Zwiebel schneiden und in Olivenöl glasig andünsten.
Tomatenmark und klein geschnittene Kirschtomaten hinzugeben.
Mit den geschälten Tomaten ablöschen und für 20 Minuten köcheln.
Vom Herd nehmen.
Basilikum-Pesto und Frischkäse unterrühren.
Salzen und pfeffern.
Auberginenscheiben und Soße schichten.
Mozzarella-Würfel darauf verteilen.
Bei 180°C für 45 Minuten backen.

Kohlrouladen Vegetarisch

Für 4 Personen

Zutaten:
1 TL getrockneter Thymian
200 ml Gemüsebrühe
1 Stange Lauch
1 Möhre
½ Zwiebel
1 Ei
200 g Feta
2 EL Sahne
4 Blätter Weißkohl
Salz, Pfeffer

Zubereitung:
Die Weißkohlblätter in Salzwasser blanchieren. Herausnehmen, trocken tupfen und zur Seite legen. Lauch putzen, Möhren waschen und schälen, Zwiebel schälen und alles in kleine Stifte schneiden. Jeweils ½ EL von allem zur Seite stellen. Das restliche Gemüse in einem EL Öl andünsten und mit Salz und Pfeffer abschmecken. Mit dem in kleine Würfel geschnittenen Feta vermischen und mit einem Ei zu einer gleichmäßigen Masse vermengen.
Die Füllung gleichmäßig auf die Kohlblätter verteilen, die Seiten einschlagen und zu einer Roulade rollen und mit einem Zahnstocher fest stecken.

Die Rouladen mit etwas Öl in einem Topf anbraten, mit der Gemüsebrühe ablöschen. Zugedeckt 20 Minuten köcheln lassen.
Das restliche Gemüse dazu geben und für weitere drei Minuten garen lassen. Mit Sahne binden, mit Salz und Pfeffer abschmecken und servieren.

Kürbisbrot

Zutaten:
250 g Hokkaido-Kürbis
500 g Magerquark
100 g Haferkleie
75 g Proteinpulver
2 EL Butter
5 Eier (M)
5 EL Mandelmehl
5 EL Kichererbsenmehl
6 EL Kürbiskerne
2 TL Salz

Zubereitung:
Kürbis schälen und in kleine Stücke schneiden.
Auf ein Backblech geben und mit Butter bestreichen.
Bei 175°C für 20 Minuten im Backofen rösten.
Kürbis anschließend fein pürieren.
Nach und nach die restlichen Zutaten unterheben, bis ein zähflüssiger Teig entsteht.
Im vorgeheizten Ofen bei 180°C für 50 Minuten backen.

Chef-Sandwich

Zeitaufwand: 10 Minuten

Nährwertangaben pro Portion:
Kcal: 296
Protein: 24g
Fett: 21g
Kohlenhydrate: 3g

Zutaten für 2 Portionen:
4 Scheiben Schinken (gekocht)
2 Scheiben Käse (z. B. Gouda)
4 Scheiben Brot (low carb oder Eiweißbrot)
2 Gewürzgurken (z. B. Cornichons)
1 Tomate
etwas gezupfter Blattsalat
etwas Butter

Zubereitung:
1. Brotscheiben toasten, leicht mit Butter bestreichen.
2. Tomate und Gurken kleinschneiden, auf das Brot legen und Salat, Schinken und Käse hinzufügen.
3. Die 2.Scheibe Brot bildet den „Deckel" des Sandwiches.

Zucchini-Nudeln „Zoodles Bolognese"

Zutaten für 4 Portionen
1 EL Olivenöl
1 Zwiebel, gewürfelt
1 Karotte, in feine Scheiben geschnitten
1 Stange Sellerie, gewürfelt
2 Zehen Knoblauch, gepresst
350 g Rinderhackfleisch
2 EL Tomatenmark
100 ml Rotwein
400 g gestückelte Tomaten, aus der Dose
1 TL Oregano, getrocknet
4 Zucchini

Außerdem:
Spiralschneider oder Julienne-Messer
Nährwertangaben pro Portion
Kcal: 235 kcal; Kohlenhydrate: 22 g; Fett: 12,9 g; Eiweiß: 13 g

⚐Zubereitung
Olivenöl in einer hohen Pfanne oder einem Topf erhitzen und Zwiebel, Karotte, Sellerie und Knoblauch hinzufügen. Alles gut verrühren und für 12-15 Minuten bei mittlerer Hitze weich kochen.

Das Rinderhackfleisch zum Gemüse geben und unterrühren. Für 3-4 Minuten goldbraun braten.

Das Tomatenmark unterrühren und die Gemüse-Hackmischung aufkochen lassen, anschließend mit Rotwein, gestückelten Tomaten, Oregano und 150 Milliliter Wasser ablöschen. Die Bolognese mit Salz und Pfeffer abschmecken und zugedeckt für 35-40 Minuten bei schwacher Hitze köcheln lassen.

Die Zucchini mithilfe eines Spiralschneiders oder Julienne-Messers zu „Spaghetti" schneiden und für 2-3 Minuten in kochendem Salzwasser gar kochen.

Das Kochwasser abgießen, die Zucchini-Nudeln auf tiefen Tellern anrichten und die Bolognese über den Nudeln verteilen. Nach Belieben mit frischem Grana Padano servieren.

Glasnudelsalat

Zutaten:
1 Gurke
2EL Sojasauce
3 Karotten
1EL Zitronensaft
200g Glasnudeln

Zubereitung:
1. Die Glasnudeln nach der Produktbeschreibung kochen, Gurken und Karotten
schälen und in kleine Stücke schneiden.
2. Die Sojasauce und den Zitronensaft in einem Schälchen verrühren, Gurken,
Karotten und Glasnudeln hinzugeben und gut mischen.

Paprika-Nudeln

Portionen: 4 Portionen
Zeitaufwand: 30 Minuten
Nährwertangaben: ca. 400 kcal

Zutaten:
500 g Nudeln
3 Paprika
2 Pck. Kochschinken
1 Zwiebel
1 Becher saure Sahne
1 EL Olivenöl
Paprikapulver
Salz und Pfeffer

Zubereitung:
1. Paprika, Schinken und Zwiebel würfeln und in etwas Olivenöl anbraten. Alles mit Paprikapulver würzen sowie mit Salz und Pfeffer abschmecken. 15 Minuten bei geringer Temperatur schmoren und derweil Nudeln kochen.

2. Fertige Nudeln mit saurer Sahne vermengen und die Masse schließlich mit dem geschmorten Gemüse vermischen. Guten Appetit!

Grüner Smoothie

Portionen: 1
Zutaten:
1 Schälchen Babyspinat
2 Bananen
100 ml Wasser
Zubereitung:

1. Spinat waschen, abtropfen lassen, klein schneiden.
2. Banane schälen, in grobe Stücke schneiden.
3. Alles mit dem Wasser in den Mixer geben und gut durchmixen.

Tomaten-Forelle

Zutaten:
500 g Forellenfilets
250 g Kirschtomaten
1 Zitrone
1 EL Olivenöl
Salz, Pfeffer

Zubereitung:
Kirschtomaten waschen und halbieren.
Zitrone in Spalten schneiden.
Forellen würzen und in heißem Olivenöl anbraten.
Aus der Pfanne nehmen und mit Zitronensaft beträufeln.
Kirschtomaten würzen und kurz anbraten.
Gemeinsam mit der Forelle und den Zitronenspalten anrichten.

Paprika Gefüllt Mit Hüttenkäse

Für 4 Personen

Zutaten:
1 rote Paprika
1 gelbe Paprika
400 g Hüttenkäse
Dill
½ TL gemahlenen Koriander
Muskat
Meersalz, weißer Pfeffer

Zubereitung:
Paprika waschen, halbieren und die Kerne entfernen. Dill waschen und hacken. Den Hüttenkäse und alle weiteren Zutaten in eine Schüssel geben und gut miteinander vermischen. Mit Salz, Pfeffer und Muskat abschmecken. Die Käse-Kräuter-Mischung auf die Paprikahälften verteilen und mit dem gehackten Dill bestreuen.

Low Carb- Brot

Zutaten:
250 g Magerquark
2 Eier (M)
5 EL Proteinpulver
5 EL Weizenkleie
5 EL geschrotete Leinsamen
50 g gehackte Mandeln

Zubereitung:
Alle Zutaten zu einem glatten Teig vermengen.
Zehn Minuten ruhen lassen.
Bei 180°C für 25 Minuten backen.

Bohnenfisch (Gut Als Brot-/Brötchenbelag)

Zeitaufwand: 5 Minuten

Nährwertangaben pro Portion:
Kcal: 210
Protein: 29g
Fett: 1g
Kohlenhydrate: 21g

Zutaten für 2 Portionen:
125g weiße Bohnen
½ Dose Thunfisch ohne Öl
1 Teelöffel Kapern
1 Knoblauchzehe
2 Spritzer Zitronensaft
etwas Petersilie, einige Kapern, Salz, Pfeffer

Zubereitung:
1. Knoblauch schälen und hacken. Petersilie waschen, trocknen und klein zupfen. Bohnen und Thunfisch in einem Sieb abtropfen lassen.

2. Alle Zutaten in eine Schüssel geben und mit dem Mixer pürieren.

Fisch-Pie Mit Riesengarnelen Und Gemüse

Zutaten für 4 Portionen
300 g Knollensellerie, geschält und gewürfelt
125 g Blumenkohl
200 g Schellfisch, geräuchert
200 g Schellfisch, gefroren
85 g Riesengarnelen
100 ml Milch, fettreduziert
1 EL Speisestärke
2 EL Magerquark
30 g Babyspinat
1 EL frische Petersilie, kleingehackt
Schale einer Bio-Zitrone
1 Stange Lauch

50 g Gouda, gerieben
Nährwertangaben pro Portion
Kcal: 230 kcal; Kohlenhydrate: 29,5 ; Fett: 11 g; Eiweiß: 18,7 g
🐟 Zubereitung
Den Backofen auf 160° C vorheizen.
Salzwasser in einem Topf zum Kochen bringen und den Knollensellerie für 6-7 Minuten gar kochen. Das Kochwasser abgießen, Knollensellerie in einen Mixer geben und fein pürieren. Blumenkohl hinzufügen und auf höchster Stufe verblenden/ pürieren. Das Püree mit Salz und Pfeffer abschmecken und beiseitestellen.
Schellfisch und Riesengarnelen auf vier ofenfeste Pie-Förmchen aufteilen.

Die Milch in einem Topf zum Kochen bringen.

Speisestärke mit 100 Millilitern Wasser verrühren und unter ständigem Rühren zur Milch geben.

Die Hitze reduzieren, Magerquark, Babyspinat, Petersilie, Zitronenschale und schwarzen Pfeffer einrühren und die Sauce andicken lassen. Die Sauce anschließend gleichmäßig über dem Fisch in den Förmchen verteilen.

Den Lauch dämpfen und anschließend in feine Ringe schneiden.

Lauch, Püree und Gouda über den Fisch-Pies verteilen und die Pies für 35-40 Minuten goldbraun backen. Heiß servieren.

Línsalta Estate

Zutaten:
6EL Zitronensaft
2 Zwiebel
2TL Senf
100g Oliven
1 Knoblauchzehe 4 große Tomaten
4EL Olivenöl
200g Tofu
Salz und Pfeffer

Zubereitung:
1. Die Tomaten waschen und in kleine Stücke schneiden, die Zwiebel schälen und
klein hacken und den Tofu in kleine Würfel schneiden.
2. In einem Schälchen Zitronensaft, Senf, Knoblauchzehe, Olivenöl, Salz und
Pfeffer gut vermischen.
3. Alle Zutaten in eine Salatschüssel geben, gut durchmischen und anschließend servieren.

Chia-Zwischenmahlzeit

Portionen: 1 Portion
Zeitaufwand: 5-15 Minuten
Nährwertangaben: ca. 230 kcal

Zutaten:
1 Banane
200 ml Sojamilch
20 g Chia-Samen

Zubereitung:
1.	Banane in Stücke schneiden und gemeinsam mit der Sojamilch und den Chia-Samen in einen verschließbaren Behälter geben.

2.	Alles für 10 Minuten in den Kühlschrank stellen und kühl genießen.

Kleiner Tipp: Wer die feste Konsistenz nicht mag, kann die Chia-Samen über Nacht in der Sojamilch quellen lassen und am Morgen die Banane hinzugeben.

Orangen-Smoothie

Portionen: 1
Zutaten:
4 Ringe einer Ananas
100 g Kokosnussfleisch
150 g frischer Spinat
¼ l Kokoswasser (alternativ Wasser)
Zubereitung:

1. Ananas und Kokosnuss klein schneiden.
2. Spinat waschen und ebenfalls klein schneiden.
3. Alles zusammen mit Kokoswasser in den Mixer geben und gut durchmixen, bis die Masse die Konsistenz zeigt, die gewünscht ist.

Quarkbällchen

Zutaten:
2 Eier (M)
150 g Magerquark
7 EL Proteinpulver
2 Eier (M)
1 Vanilleschote
½ TL Stevia
Rapsöl

Zubereitung:
Alle Zutaten miteinander verrühren, bis ein glatter Teig entsteht.
Murmelgroße Quarkbällchen formen.
In heißem Öl frittieren.

Gemischter Salat Mit Schinken

Für 2 Personen

Zutaten:
200 g gekochter Schinken
½ Salatgurke
2 Frühlingszwiebeln
40 g Parmesan
1 rote Paprika
1 Handvoll Petersilie
1 TL Oregano
1 EL Naturjoghurt
1 EL körniger Frischkäse
2 EL Olivenöl
1 TL Senf
1 Schuss Milch
Prise Salz, Pfeffer

Zubereitung:
Zunächst den gekochten Schinken, die Salatgurke, die Frühlingszwiebeln, die Paprika und die Petersilie klein schneiden. Den Parmesan mit der Küchenreibe reiben (nicht zu fein).
Alle Zutaten in eine Schüssel geben.
Den Joghurt mit dem Frischkäse, Senf, Öl und den Gewürzen verrühren und über den Salat geben. Alles gut durchmischen. Vor dem Servieren 10 Minuten ziehen lassen.

Den Salat kann man als Beilage zu vielen Gerichten reichen oder auch als eigenständige Mahlzeit genießen.

Gesunder Avocadosalat

Zutaten:
150 g Blattspinat
1 reife Avocado
1 Zitrone
1 EL Holunderblütensirup
1 EL Erdnussöl
Salz, Pfeffer

Zubereitung:
Zitrone auspressen.
Zitronensaft mit dem Holunderblütensirup und dem Erdnussöl zu einem Dressing vermischen.
Salzen und pfeffern.
Avocado schälen und in Scheiben schneiden.
Blattsalat waschen und abtropfen lassen.
Gemeinsam mit der Avocado und dem Dressing anrichten.

Thunfischnudeln

Zeitaufwand: 25 Minuten

Nährwertangaben pro Portion:
Kcal: 284
Protein: 30g
Fett: 5g
Kohlenhydrate: 30g

Zutaten für 2 Portionen:
1 Dose Thunfisch ohne Öl
100g Vollkornnudeln
2 Esslöffel Olivenöl

Zubereitung:
1. Nudeln wie angegeben kochen.

2. Thunfisch abtropfen und mit Olivenöl in der Pfanne 6 Minuten auf mittlerer Stufe erwärmen.
3. Nudeln abschütten und mit Thunfisch vermengen

Italienischer Penne-Auflauf Mit Dreierlei Käse

Zutaten für 4 Portionen
375 g Vollkorn-Penne
1 TL Olivenöl
½ Zwiebel, fein gewürfelt
1 TL Knoblauch, gepresst
350 ml Tomatensauce, light
½ TL Basilikum, getrocknet
½ TL Oregano, getrocknet
¼ TL Salz
¼ TL Schwarzer Pfeffer
120 g Hüttenkäse
120 g Ricotta
200 g Mozzarella, gerieben
2 EL frische Petersilie, kleingehackt
Nährwertangaben pro Portion
Kcal: 284 kcal; Kohlenhydrate: 44 g; Fett: 7 g; Eiweiß: 16,3 g

⚑ Zubereitung

Den Backofen auf 200° C vorheizen und eine Auflaufform mit Olivenöl einfetten.

Salzwasser in einem großen Topf zum Kochen bringen und die Vollkorn-Penne nach Packungsanweisung zubereiten. Das Kochwasser abgießen und die Pasta beiseitestellen.

Olivenöl in einer Pfanne erhitzen und Zwiebeln und Knoblauch in 3-5 Minuten glasig dünsten.

Die Hitze reduzieren und die Tomatensauce in die Pfanne geben. Basilikum, Oregano, Salz und schwarzen Pfeffer unterrühren. Die Tomatensauce zugedeckt für 5-7 Minuten köcheln lassen. Ab und zu umrühren.

Hüttenkäse, Ricotta und Mozzarella in einer kleinen Schüssel verrühren.

Die Tomatensauce von der Herdplatte nehmen und die Pasta unterrühren.

Pasta mit Tomatensauce in die Auflaufform füllen und gleichmäßig verteilen. Die Käse-Mischung über die Nudeln streuen.

Den Penne-Auflauf für 18-20 Minuten backen, bis der Käse geschmolzen ist. Mit frischer Petersilie garnieren und heiß servieren.

Kokos-Kürbissuppe

Zutaten:

300ml
2 Schalotten
Gemüsebrühe
1 Knoblauchzehe
250ml Kokosmilch
1 Hokkaido-Kürbis
1TL Currypulver
2 Karotten
Etwas Kokosöl
60ml Orangensaft
Salz und Pfeffer
2cm Ingwer

Muskat

Zubereitung:
1.
Schalotten, Ingwer und Knoblauch schälen und klein hacken, den Hokkaido-
Kürbis waschen und klein schneiden,
Karotten und Ingwer schälen und ebenfalls klein
schneiden.
2.
Ingwer, Knoblauch und Schalotten in einem Topf mit etwas Öl andünsten,
den Kürbis und die Karotte hinzugeben und anbraten.

3. Mit Gemüsebrühe und Kokosmilch ablöschen, etwa 25 Minuten köcheln
lassen und Orangensaft hinzugeben.
4. Anschließend alles mit einem Pürierstab pürieren und mit Salz, Pfeffer,
Currypulver und Muskat abschmecken.

Kichererbsensuppe

Portionen: 4 Portionen
Zeitaufwand: 20 Minuten
Nährwertangaben: ca. 400 kcal

Zutaten:
600 ml Wasser
300 g Knollensellerie
300 g Kichererbsen
200 g Maronen gegart
10 Blätter Estragon
2 Prisen Kreuzkümmelpulver
2 Prisen Pfeffer schwarz
1 Prise Korianderpulver
1 Prise Kardamompulver
Muskatnuss gerieben
Salz

Zubereitung:
1. In Stücke geschnittenes Knollensellerie mit Wasser, Salz, Estragon und Gewürzen für ca. 10 Minuten in einem bedeckten Kochtopf weich kochen. Unterdessen Maronen stückeln und mit in den Topf geben. Alles pürieren, Kichererbsen dazugeben, Suppe nochmal erwärmen und schlussendlich etwas geriebene Muskatnuss dazugeben.

2. Wer nichts Bissfestes in der Suppe möchte, kann auch die Kichererbsen pürieren.

Lachs-Eier-Salat

Zutaten:
100 g Räucherlachs
2 Eier
½ Salatgurke
1 Bund Radieschen
2 EL Joghurt
2 EL Olivenöl
2 EL Balsamico-Essig
1 TL Senf
Salz, Pfeffer

Zubereitung:
Eier im heißen Wasser hart kochen.
Salatgurke und Radieschen waschen und in dünne Scheiben schneiden.
Anschließend das Dressing aus Olivenöl, Essig, Senf und Joghurt zubereiten.
Salzen und pfeffern.
Gekochte Eier schälen und in Scheiben schneiden.
Mit dem Räucherlachs, den Gemüsescheiben und dem Dressing anrichten.

Pesto-Nudeln

Zeitaufwand: 20 Minuten

Nährwertangaben pro Portion:
Kcal: 288
Protein: 13g
Fett: 11g
Kohlenhydrate: 34g

Zutaten für 2 Portionen:
200g Spaghetti (gern auch Vollkorn)
20g Pinienkerne
20g Parmesankäse, gerieben
1 Esslöffel Olivenöl
1 Bund frisches Basilikum
Salz, Pfeffer

Zubereitung:
1. Spaghetti im Salzwasser "al dente" kochen.
2. Basilikum waschen und klein zupfen.
3. Olivenöl und Pinienkerne pürieren und mit Salz und Pfeffer würzen.
4. Spaghetti abschütten und mit dem Püree vermischen. Basilikum und Parmesankäse darauf geben.

Joghurt-Biskuitrolle Mit Tropischen Früchten

Zutaten für 12 Portionen

Für die Biskuitrolle:
5 Eiweiß
150 g Brauner Zucker
2 TL Speisestärke
25 g Puderzucker

Für die Füllung:
500 g Griechischer Joghurt
200 g Mango, gewürfelt
4 Passionsfrüchte, gewürfelt
100 g Himbeeren, halbiert
Nährwertangaben pro Portion
Kcal: 102 kcal; Kohlenhydrate: 21 g; Fett: 7,9 g; Eiweiß: 15 g

✒Zubereitung
Den Backofen auf 150° C vorheizen und ein tiefes Backblech mit Backpapier auslegen.
Eiweiß in einer großen Rührschüssel steif schlagen. Braunen Zucker und Speisestärke anschließend unter ständigem Rühren hinzufügen.
Den Meringue-Teig gleichmäßig auf dem mit Backpapier ausgelegten Backblech verteilen und glatt streichen. Für 55-60 Minuten backen, anschließend vollständig abkühlen lassen.
Ein Backpapier auf der Arbeitsfläche auslegen und mit Puderzucker bestäuben.

Den Teig vorsichtig aus dem Backblech nehmen und auf das mit Puderzucker bestäubte Backpapier legen.
Griechischen Joghurt, Mango, Passionsfrucht und Himbeeren gleichmäßig auf dem Teig verteilen.
Den Teig vorsichtig aufrollen, mit Puderzucker bestäuben und die Biskuitrolle gekühlt servieren.

Pilzsuppe

Zutaten:
2 Zwiebeln
1l Gemüsebrühe

400g
2EL Olivenöl

Champignons
Salz und Pfeffer
200g Pilze

Zubereitung:
1. Zwiebeln schälen und in klein hacken, die Pfanne mit Olivenöl anheizen
und die Zwiebeln anbraten.
2.
Pilze und Champignons waschen, schneiden und in die Pfanne geben.
3. Die Gemüsebrühe hinzufügen, gut mischen und das Ganze circa 50 Minuten
köcheln lassen.
4.
Die Suppe mit einem Pürierstab pürieren und mit Salz und Pfeffer würzen.

Protein-Salat

Portionen: 1 Portion
Zeitaufwand: 20 Minuten
Nährwertangaben: ca. 220 kcal

Zutaten:
1 Putenbrustfilet
2 Eier
2 Gewürzgurken
2 EL Naturjoghurt
1 Paprika rot
1 TL Olivenöl
Paprika
Kräuter
Salz und Pfeffer

Zubereitung:
1. Putenbrust würfeln und in etwas Olivenöl anbraten. Eier hartkochen und in der Zwischenzeit Gurken und Paprika in kleine Stücken schneiden und mit zur Putenbrust geben.

2. Abschließend Eier schneiden und ebenfalls zum Fleisch geben. Naturjoghurt dazugeben, alles mit Kräutern und Gewürzen abschmecken und fertig ist das deftige Abendessen.

Low Carb - Auberginen-Lasagne

Zutaten:
5 Auberginen
500 g geschälte Tomaten
200 g Kirschtomaten
125 g Mozzarella
½ Zwiebel
4 EL Tomatenmark
4 EL Olivenöl
4 EL Frischkäse
2 EL Basilikum-Pesto
Salz, Pfeffer

Zubereitung:
Auberginen in Scheiben schneiden und mit Öl bestreichen.
Bei 180°C für 25 Minuten grillen.
Zwiebel schneiden und in Olivenöl glasig andünsten.
Tomatenmark und klein geschnittene Kirschtomaten hinzugeben.
Mit den geschälten Tomaten ablöschen und für 20 Minuten köcheln.
Vom Herd nehmen.
Basilikum-Pesto und Frischkäse unterrühren.
Salzen und pfeffern.
Auberginenscheiben und Soße schichten.

Mozzarella-Würfel darauf verteilen.
Bei 180°C für 45 Minuten backen.

Pasta An Kichererbsen

Zeitaufwand: 20 Minuten

Nährwertangaben pro Portion:
Kcal: 295
Protein: 10g
Fett: 8g
Kohlenhydrate: 45g

Zutaten für 2 Portionen:
150g Spaghetti
1 Esslöffel Tomatenmark
1 Zwiebel
1 Dose Kichererbsen
250ml Gemüsebrühe
2 Esslöffel Olivenöl
Salz, Pfeffer, ggf. Gartenkräuter

Zubereitung:
1. Olivenöl in einen Topf geben und auf niedriger Stufe erwärmen.
2. Zwiebel schälen und klein schneiden und mit Tomatenmark, Kichererbsen, Gemüsebrühe und Gartenkräutern in den Topf geben.

3. 5 Minuten kochen und mit Pfeffer und Salz nach Belieben würzen.
4. Spaghetti nach Anleitung „al dente" kochen.

Süßkartoffelpüree Mit Gemüse

Zutaten:
300g Süßkartoffeln
100ml Wasser
1 Prise
Salz und Pfeffer

Chilipulver

Beliebiges
50ml Milch
Gemüse
10g Butter

Zubereitung:
1. Die Süßkartoffeln schälen, in Wasser gar kochen und mit einer Gabel

zerkleinern.
2. Butter und Milch hinzugeben, mit Salz, Pfeffer und Chilipulver würzen und gut mischen.

Blaubeer-Käsekuchen

Portionen: 1 Portion
Zeitaufwand: 10 Minuten + Backzeit
Nährwertangaben: ca. 680 kcal

Zutaten:
500 g Quark Magerstufe
500 g Heidelbeeren
300 g Naturjoghurt
200 g Frischkäse
180 g Fruchtzucker
130 g Grieß
2 Eier
1 Zitrone
1 Pck. Backpulver
1 Pck. Vanillezucker
1 Pck. Puddingpulver Vanille

Zubereitung:
1. Ofen auf 160 Grad Umluft vorheizen. Alle Zutaten (von der Zitrone nur den Zitronensaft) miteinander vermengen und alles in eine eingefettete Springform geben. Die Form nun für 80 Minuten in den Ofen geben.
2. Hinweis: Der Ofen sollte zwischenzeitlich auf keinen Fall geöffnet werden. Außerdem muss der

Kuchen im geschlossenen Ofen erkalten, was mehrere Stunden dauern kann.

Tomaten-Forelle

Zutaten:
500 g Forellenfilets
250 g Kirschtomaten
1 Zitrone
1 EL Olivenöl
Salz, Pfeffer

Zubereitung:
Kirschtomaten waschen und halbieren.
Zitrone in Spalten schneiden.
Forellen würzen und in heißem Olivenöl anbraten.
Aus der Pfanne nehmen und mit Zitronensaft beträufeln.
Kirschtomaten würzen und kurz anbraten.
Gemeinsam mit der Forelle und den Zitronenspalten anrichten.

Hühnerleber An Apfelmus

Zeitaufwand: 15 Minuten

Nährwertangaben pro Portion:
Kcal: 365
Protein: 31g
Fett: 9g
Kohlenhydrate: 40g

Zutaten für 2 Portionen:
300g Hühnerleber
5 süße Äpfel
Salz, Pfeffer, Muskatnuss

Zubereitung:
1. Äpfel schälen, Kerngehäuse entfernen und klein schneiden. Dann mit einer Reibe zu Apfelmus verarbeiten.
2. Hühnerleber kurz braten und mit Salz, Pfeffer und Muskatnuss würzen.

Kartoffelpfanne Griechische Art

Portionen: 2 Portionen
Zeitaufwand: 30 Minuten
Nährwertangaben: ca. 350 kcal

Zutaten:
500 g Kartoffeln
150 g Schafskäse
4 Knoblauchzehen
3 EL Olivenöl
2 Tomaten
2 Lauchzwiebeln
3 Paprikaschoten
Oregano
Salz und Pfeffer

Zubereitung:
1. Paprika und Knoblauch waschen, vorbereiten, in Stücke schneiden und in etwas Öl dünsten. Kartoffeln waschen, schälen, in dünne Scheiben schneiden und mit zur Paprika in die Pfanne geben. Nun die Tomaten würfeln, in die Pfanne geben und für 10 Minuten garen. Währenddessen die Lauchzwiebeln und den Käse würfeln.

2. Das Essen aus der Pfanne anrichten, mit Käse und Lauchzwiebeln bestreuen und fertig!

Quarkbällchen

Zutaten:
2 Eier (M)
150 g Magerquark
7 EL Proteinpulver
2 Eier (M)
1 Vanilleschote
½ TL Stevia
Rapsöl

Zubereitung:
Alle Zutaten miteinander verrühren, bis ein glatter Teig entsteht.
Murmelgroße Quarkbällchen formen.
In heißem Öl frittieren.

Gemüse-Hackfleisch-Auflauf

Zeitaufwand: 60 Minuten

Nährwertangaben pro Portion:
Kcal: 595
Protein: 38g
Fett: 44g
Kohlenhydrate: 11g

Zutaten für 2 Portionen:
300g Brokkoliröschen
200g Schweinemett, gewürzt
100ml Fleischbrühe
1 Knoblauchzehe
1 Zwiebel
1 Esslöffel Olivenöl
2 Tomaten
1 Karotte
½ Packung Streukäse, Emmentaler
Salz, Pfeffer

Zubereitung:
1. Brokkoli waschen und Röschen abschneiden. 5 Minuten in Salzwasser kochen. In ein Sieb geben und mit kaltem Wasser abspülen.
2. Zwiebel und Knoblauch schälen und klein hacken. Hackfleisch in Öl anbraten, Zwiebel und Knoblauch zugeben und einige Minuten weiter braten.
3. Tomaten waschen und in Stücke schneiden. Karotte putzen, klein schneiden. Brühe, Tomatenstücke,

Karotte und etwas Salz zum Hackfleisch geben und 5 Minuten köcheln. Mit Pfeffer und Salz abschmecken.

4. Mit Streukäse bestreuen und im vorgeheizten Backofen bei 200 Grad (Ober-/Unterhitze) 30 Minuten überbacken.

Salzkartoffeln Mit Quark

Zutaten:
600g Kartoffeln
Etwas Zitronensaft
400g Magerquark
4EL frische Kräuter
4EL Milch
Salz und Pfeffer

Zubereitung:
1. Die Kartoffeln in Salzwasser gar kochen.
2. In einer Schüssel Magerquark, Milch, Kräuter und etwas Zitronensaft
vermischen und mit Salz und Pfeffer abschmecken.

3. Beides zusammen servieren.

Kartoffel-Eintopf Mit Karotten Und Hack

Portionen: 4 Portionen
Zeitaufwand: 50 Minuten
Nährwertangaben: ca. 520 kcal pro Portion

Zutaten:
800 g Kartoffeln
800 ml Gemüsebrühe
400 g Karotten
350 g Hackfleisch gemischt
130 ml Milch
40 g Mehl
30 g Butter
2 EL Currypulver
2 EL Paprikapulver
1 Ei
1 EL Olivenöl
1 EL Petersilie gehackt

Zubereitung:
1. Gewürfelte Kartoffeln und Karotten für 20 Minuten garen. Für die Klößchen Hack mit Ei, Salz, Pfeffer, Paprikapulver und fein gehackten Zwiebeln verkneten und 10 Minuten von beiden Seiten anbraten. Kartoffeln und Karotten abgießen, Butter zum Schmelzen bringen, Currypulver und Mehl darin anschwitzen und mit Gemüsebrühe und Milch löschen.

2. Mit Salz und Pfeffer abschmecken und für weitere 5 Minuten köcheln lassen. Abschließend die Hackbällchen und das Gemüse zur Sauce hinzugeben und alles mit Petersilie bestreuen.

Schinkenröllchen Mit Radieschen Und Hüttenkäse

Kalorien: 99,7 kcal | Eiweiß: 9,2 Gramm | Fett: 6,2 Gramm | Kohlenhydrate: 1 Gramm
Zutaten für eine Person:
4 dünne Scheiben Putenschinken, mager | 2 EL Hüttenkäse | 2 kleine Radieschen | etwas Abrieb einer unbehandelten Bio-Zitrone | 1 TL Schnittlauch, in Röllchen | Salz und Pfeffer nach Bedarf
Zubereitung:
Den Hüttenkäse mit den fein geraspelten Radieschen, dem Zitronenabrieb, dem Schnittlauch, Salz und Pfeffer verrühren. Den Schinken dünn damit bestreichen, einrollen und als Snack genießen.

Spinatsalat Mit Couscous

ca. 195 Kalorien
Zubereitungszeit: ca. 18 Minuten

Zutaten:

3 Esslöffel Couscous
50 ml Tomatensaft
150 g frischer Blattspinat
2 Frühlingszwiebeln
1 Teelöffel Olivenöl
2 Teelöffel Essig
1 Esslöffel Wasser
1 Prise Salz
Etwas Pfeffer

Zubereitung:

1. Den Tomatensaft erhitzen, z.B. in der Mikrowelle bei 600 Watt ca. 45 – 60 Sekunden.

2. Couscous und Tomatensaft mischen und ca. 15 Minuten aufquellen lassen.

2. In der Zwischenzeit die Frühlingszwiebel in Ringe schneiden und das Dressing aus Öl, Wasser, Essig, Salz und Pfeffer anrühren.

3. Den Blattspinat waschen und trockenschleudern, mit

dem Dressing mischen und zum Schluss den Couscous unterheben.

Omelett Mit Hähnchenbrust, Paprika Und Avocado

525 kcal | 35g Eiweiß | 40g Fett

Zubereitungszeit: 25 Minuten

Portionen: 2

Zutaten:

- 6 mittelgroße Eier
- 3 EL Sahne
- 1 halbe rote Paprikapulver
- 1 halbe grüne Paprika
- 150 g Hähnchenbrustfilet (Aufschnitt)
- 1 halbe Avocado
- 1 Stängel Petersilie
- 2 EL Olivenöl
- 1 EL Butter
- 1 Prise Meersalz und Pfeffer

Zubereitung:

1. Wir nehmen einen Schneebesen, geben die Eier und die Sahne in eine Schüssel und verquirlen alles. Mit Salz und Pfeffer schmecken wir das Ei ab.

2. Jetzt halbieren wir die beiden Paprika, entfernen die Kerne und schneiden die Paprika in mundgerechte Würfel.

3. Das Fruchtfleisch der Avocado lösen wir von der Schale und schneiden die Avocado in Streifen.

4. Das Öl und die Butter geben wir in eine Pfanne, erhitzen diese und gießen unsere Eimasse hinein. Bei mittlerer Hitze lassen wir die Eimasse stocken. Hat die Eimasse die gewünschte Konsistenz und Bräune, wenden wir das Omelett noch einmal.

5. Das fertige Omelett auf einen Teller geben, dann belegen wir es mit der Hähnchenbrust, die Avocado darüber geben und schließlich klappen wir das Omelett zusammen und verteilen die Paprikawürfel großzügig darüber. Zur Garnierung zupfen wir die Petersilie grob ab und streuen diese über das Omelett und die Paprikawürfel.

Saftige Spieße Mit Mango Salat

Rezept für vier Portionen

Kalorien: 244 / Portion

Zutaten:
- 550 g Rinderfilet
- 300 g Brokkoli
- 250 g Feldsalat
- 3 EL Olivenöl
- Salz
- Pfeffer
- Für den Dip:
- 1 Mango
- 1 Chilischote
- 1 TL Sesam, schwarz
- 1 Stück geriebener Ingwer, frisch
- 1 Knoblauchzehe
- 2 EL Orangensaft
- 1 TL Zitronensaft, frisch
- Salz und Pfeffer

Zubereitung:
1. Fleisch in Würfel schneiden.
2. Rindfleisch und Brokkoli im Wechsel auf Spieße stecken und würzen.

3. Mango würfeln, Knoblauch pressen und Chilischote zerhacken.
4. Alle Zutaten des Dips in einem Behälter vermengen. Dip in kleine Becher und Salat auf Teller legen. Öl erwärmen und die Spieße darin braten.

Souflaki Vom Schweinefilet Mit Peperonatgemüse

328 kcal

120 g Schweinefilet
¼ TL Paprikapulver, edelsüß
¼ TL Anis, gemahlen
etwas Oregano
1 TL Zitronensaft
1 TL Olivenöl
200 g gemischte Paprika, gewürfelt
1 EL Zwiebel, gewürfelt
1 Knoblauchzehe, zerdrückt
1 TL Tomatenmark
50 ml Gemüsebrühe
Salz, Pfeffer

Das Schweinefilet in Würfel schneiden. Mit Salz, Pfeffer, Paprikapulver, Anis, Zitronensaft und Oregano würzen und auf zwei kleine Spieße stecken. Mit etwas Olivenöl einpinseln. Die Paprikawürfel mit den Zwiebelwürfeln in einer beschichteten Pfanne mit dem restlichen Olivenöl anbraten. Tomatenmark dazugeben und mit der Gemüsebrühe auffüllen. Den Knoblauch dazugeben und mit Salz und Pfeffer abschmecken. Die Souflaki in einer beschichteten Pfanne ohne weitere Zugabe von Olivenöl von allen Seiten einige Minuten gründlich braten lassen bis das Fleisch durch ist. Mit der Peperonata anrichten.

Fischburger Xl

Zeitaufwand: 25 Minuten

Nährwertangaben pro Portion:
Kcal: 470
Protein: 37g
Fett: 11g
Kohlenhydrate: 55g

Zutaten für 2 Portionen:
250g Kabeljaufilet
2 Burgerbrötchen aus dem Supermarkt
2 Cherrytomaten
2 Salatblätter, gewaschen
50g Semmelbrösel
50g Mehl
2 Eier
Salz, Pfeffer, etwas Sonnenblumenöl

Zubereitung:
1. Fischfilets in Stücke schneiden und mit Salz und Pfeffer würzen. Eier verquirlen, Fischfilets in Mehl wenden, danach im Ei und dann in Semmelbröseln wälzen.
2. Fisch in einer Pfanne mit Öl rundum goldbraun braten.

3. Burgerbrötchen nach Anleitung zubereiten, Tomaten in Scheiben schneiden und mit Salat und Fischfilets in die fertigen Brötchen einlegen.

Blumenkohlrösti

Zutaten:
1kg Blumenkohl
4 Eiweiß
2 Zwiebeln
Olivenöl zum
4 EL Leinsamenmehl

Braten
2 Eier

Salz

Zubereitung:
1. Den Blumenkohl in kleine Stücke schneiden und in einem Topf mit kochendem
Wasser ca. 5 Minuten kochen.
2. Die Zwiebel schälen, in kleine Stücke hacken und mit Leinsamenmehl, Salz,
Eiern und Eiweiß in eine Schüssel geben.
3. Blumenkohl trocknen, ebenfalls in die Schüssel geben und gut mischen.

4. Eine Pfanne mit Olivenöl erhitzen, esslöffelweise die Blumenkohlmischung hineingeben und jeden Puffer für ca. 3-5 Minuten goldbraun braten.

Schokoladenkuchen

Portionen: 1 Portion
Zeitaufwand: 15 Minuten + Back- und Ruhezeit
Nährwertangaben: ca. 120 kcal pro Stück

Zutaten:
190 g Apfelmus
85 g Mehl
75 g Süßungsmittel Stevia
40 g Backkakao
2 TL Backpulver
2 Eier
1 Prise Salz

Zubereitung:
1. Die Eier schaumig schlagen und während des Schlagens Stevia unter das Ei heben. Backpulver, Mehl, Salz und den Backkakao nun vermischen und zur Eimischung dazu geben. Schließlich den Apfelmus einrühren und den Teig in eine Silikonform füllen.

2. Die Form nun bei 150°C Umluft für 25 im Ofen backen lassen. Der Kuchen muss danach erst vollständig auskühlen, bevor er aus der Form gelöst werden darf.

Knäckebrot Aus Dem Backofen

ca. 155 Kalorien
Zubereitungszeit: ca. 10 Minuten

Zutaten:

2 Scheiben Knäckebrot
½ Paprikaschote
3 Blättchen Basilikum
1 Frühlingszwiebel
2 Esslöffel Pizzaschmelz
1 Prise Salz

Zubereitung:

1. Die Paprikaschote würfeln, die Frühlingszwiebel in Ringe schneiden.

2. Pizzaschmelz, Paprikawürfel und Frühlingszwiebel dem Basilikum und, Salz mischen und auf dem Knäckebrot verteilen.

3. Im Ofen bei 200° C ca. 8 Minuten gratinieren.

Tipp: Nach Belieben zusätzlich frisches Basilikum in das Topping mischen für eine mediterrane Note!

Zucchini-Auflauf Mit Soja

Rezept für eine Portion

Kalorien: 500 / Portion

Zutaten:
- 30 g Sojagranulat, Sojageschnetzeltes
- 100 g Kartoffeln
- 1 Zwiebel
- 150 g Blumenkohl
- 150 g Zucchini
- 150 ml Gemüsebrühe
- 20 ml Balsamico
- 50 g Sojasahne
- Schnittlauch
- 3 EL Öl
- Salz, Pfeffer

- Muskat

Zubereitung:
1. Backofen vorheizen bei 200 C (Umluft).
2. Kartoffeln würfeln und für eine knappe halbe Stunde weich kochen.
3. Sojagranulat und Gemüsebrühe vermengen und zusammen aufkochen.
4. Röschen des Blumenkohls entfernen und in bereits kochendes Wasser geben, Salz hinzugeben und für 5 Minuten kochen.
5. Danach in ein Sieb geben und nachwürzen.
6. Zucchinis schneiden, Zwiebel fein zerhacken.
7. Vegane Käsesahne / Sojasahne, 2 EL Öl leicht erwärmen und solange verrühren, bis es zähflüssig wird, nicht kochen.
8. Restliches Öl in der Pfanne leicht erhitzen und darin die zerhackten Zwiebeln für kurze Zeit anbraten.
9. Zucchinis hinzugeben, ebenfalls braten und dann würzen. Regelmäßig umrühren.
10. Dann Gemüsebrühe und Balsamico zufügen und ganz kurz aufkochen lassen.
11. Das aufgequollene Soja in einer Pfanne anbraten und würzen.
12. Blumenkohl-Röschen und Kartoffeln in eine Auflauf-Form geben, darüber das Sojageschnetzelte streuen und vegane Käsesahne darüber schütten.

13. Im Backofen für ungefähr 25 Minuten backen, dann Auflauf herausnehmen, etwas abkühlen lassen und mit Schnittlauchröllchen dekorieren.

Zucchini-Paprika-Salat

Nährwerte pro Portion

75 kcal - 2 g Eiweiß - 5 g Fett - 4 g Kohlenhydrate
Zutaten für 5 Portionen

Oregano, frisch oder getrocknet
Thymian, frisch oder getrocknet
250 g Zucchini
200 g Paprika
50 g Zwiebeln, geschält
40 ml Essig
5 g Honig
25 ml Rapsöl
8 g Senf (mittelscharf)
Jodsalz

Zubereitung

Für den Zucchini-Paprika-Salat die Zucchini und die Paprika in Stücke schneiden und mit den anderen Zutaten mischen.

Grüne-Bohnen Eintopf

302 kcal

100 g Karotte
100 g Knollensellerie
160 g grüne Bohnen, frisch
1 Schalotte, gewürfelt
1 TL Olivenöl
100 g Tomaten, gewürfelt (Konserve)
2 TL Tomatenmark
1 Knoblauchzehe, zerdrückt
250 ml Hühnerbrühe
1 Zweig Bohnenkraut
80 g weiße Bohnen, abgetropft (Konserve)
Salz, Pfeffer

Karotten und Sellerie in Würfel schneiden. Von den grünen Bohnen die Enden abschneiden. Die Bohnen in 2 cm lange Stücke schneiden. In einem Topf das Olivenöl erhitzen und das Gemüse mit den Schalottenwürfeln darin anschwitzen. Tomatenmark, Dosentomaten und den Knoblauch dazugeben. Mit der Hühnerbrühe ablöschen. Das Bohnenkraut hinzufügen und alles 20-25 Minuten kochen lassen. Nun die weißen Bohnen dazugeben und kurz miterwärmen. Den Eintopf mit Salz und Pfeffer abschmecken.

Rindfleischspieße Mit Mango-Feldsalat

Portionen: 4
Schwierigkeit: leicht
Vorbereitung: 30 Minuten
Zubereitung: 20 Minuten
Kalorien: 244

Zutaten:
550 g Rinderfilet
300 g Brokkoli
250 g Feldsalat
3 EL Olivenöl
Salz und Pfeffer

Für den Mango-Dip:
1 Mango
1 Chilischote und 1 TL schwarzer Sesam
1 Stück Ingwer, frisch gerieben
1 Knoblauchzehe
2 EL Orangensaft
1 TL Zitronensaft und Salz und Pfeffer

Zubereitung:

Fleisch in Würfel schneiden. Brokkoliröschen vom Stiel entfernen.
Rindfleisch und Brokkoli abwechselnd auf Holzspieße stecken, würzen.
Mango in kleine Würfel schneide, Knoblauchzehe

pressen und Chilischote hacken.
Die Zutaten für den Dip zusammen in einer Schüssel vermischen. Mango-Dip in kleine Schüsselchen geben und den Feldsalat auf den Tellern anrichten. Öl in einer Pfanne erwärmen und Rindfleisch-Brokkoli-Spieße von allen Seiten darin anbraten.
Die Spieße zusammen mit den Salatschälchen servieren.

Karrte Zauber

Zutaten

40 Gramm Mangold
40 Gramm Spinat
90 Gramm Schwarzbeeren
120 Gramm geschnittene Karotten
200 ml Wasser
22 Gramm Soja-Protein
11 Gramm Chia-Samen
Proteine 25g, Fett 4g, Kohlenhydrate 22g, Ballaststoffe 11g, 255 Kcal
Zubereitung
Geben Sie die Nüsse, Samen oder Kerne in den großen Behälter. Schrauben Sie die NutriBullet Extraktor-Klingen an der Oberseite des Behälters an. Drehen Sie den Behältern nun um, verbinden Sie ihn mit der NutriBullet Power Base Basiseinheit und starten Sie den Extraktionsvorgang durch eine Drehung. Extrahieren Sie für 30 Sekunden. Geben Sie den Rest der festen Zutaten in den Behälter und drücken alles unter der MAX Linie zusammen. Füllen Sie dann den Behälter mit der jeweiligen Flüssigkeit auf. Schrauben Sie die NutriBullet™ Extraktor-Klingen an der Oberseite des Behälters an. Drehen Sie den Behältern nun um, verbinden Sie ihn mit der NutriBullet Power Base Basiseinheit und starten Sie den Extraktionsvorgang durch eine Drehung erneut. Extrahieren Sie all das Gute

aus den Zutaten bis alles gleichmäßig flüssig ist (rund 20 Sekunden).

Kabeljau Cobana

Zeitaufwand: 30 Minuten

Nährwertangaben pro Portion:
Kcal: 550
Protein: 49g
Fett: 26g
Kohlenhydrate: 30g

Zutaten für 2 Portionen:
350g Kabeljaufilet, küchenfertig
1 Zwiebel
350g Kartoffeln, geschält und grob gewürfelt
150g Chorizo, gewürfelt
50ml Milch
10g Butter
100g Erbsen
2 Esslöffel Olivenöl
Salz, Pfeffer, Zitronensaft, etwas Petersilie (getrocknet), Muskatnusspulver

Zubereitung:
1. Kartoffeln weichkochen, dabei kurz vor Ende die Erbsen hinzugeben. Anschließend Wasser abschütten, Butter, Milch und Gewürze hinzugeben und fein stampfen.
2. Zwiebel in Ringe schneiden und zusammen mit Chorizowürfeln in einer Pfanne mit Öl anbraten.

3. Pfanneninhalt in einem separaten Topf warmhalten. Kabeljau in der Pfanne braten. Mit Petersilie, Salz und Zitronensaft abschmecken.

Lammfilet

Zutaten:
100g Lammfilet
1EL Olivenöl
1 Zwiebel
50ml Gemüsebrühe
1 Knoblauchzehe
2EL Zitronensaft
5 Kirschtomaten
30g Joghurt
1 Paprika
Salz und Pfeffer

Zubereitung:
1. Die Zwiebeln und den Knoblauch schälen und in kleine Stücke hacken.
2. Tomaten und Paprika waschen und in kleine Stücke schneiden.
3. Eine Pfanne mit Olivenöl erhitzen, das Lammfilet von beiden Seiten ca. 4 bis 5 Minuten braten, anschließend aus der Pfanne nehmen und Zwiebeln, Knoblauch, Tomaten und Paprika hinzugeben und anbraten lassen.
4. Gemüsebrühe und Zitronensaft hinzugeben, ca. 5 Minuten kochen lassen und mit Salz und Pfeffer würzen.

5. Das Lammfilet ebenfalls wieder hinzugeben und nochmal für 2 Minuten kochen **lassen.**

Smoothies

12.1 Der Gelbe

Zutaten:
300 ml Mandelmilch
1 Mango
1 TL Vanillezucker
½ Banane
½ TL Kurkumapulver
½ TL Zimt
1 TL Kokosöl Bio
1 Messerspitze Ingwerpulver

Zubereitung:
1. Die Banane und die Mango schälen, in Stücke schneiden und zunächst zur Seite stellen. In einen Mixer nun das Kokosöl, den Zimt, Ingwer, Mango, die Banane, Mandelmilch und Vanillezucker geben und alles gut durchmischen.

2. Den Deckel des Mixers abnehmen, das Kurkumapulver hinzugeben und noch einmal alles miteinander vermengen. Den Inhalt auf Gläser verteilen und entweder sofort verzehren oder kühl stellen. (Wichtig: Den Mixer nach der Verwendung sofort reinigen, da Kurkuma stark abfärbt und die gelbliche Farbe des Kurkumas sonst nur schwer wieder zu entfernen ist!)

Kräuter-Muffins Mit Ei

Kalorien: 97,4 kcal | Eiweiß: 8,8 Gramm | Fett: 6,2 Gramm | Kohlenhydrate: 1,6 Gramm
Zutaten für eine Person (2 Muffins):
1 Ei | 1 EL Joghurt mit 0,1 % Fett | 1 TL Mandelmehl | 1 Prise Backpulver | 1/2 TL Petersilie, frisch gehackt | 1/2 TL Schnittlauch, in Röllchen geschnitten | Meersalz und Pfeffer aus der Mühle
Zubereitung:
Das Ei trennen und das Eiweiß zu einem steifen Schnee schlagen. Den Eidotter mit dem Joghurt glatt rühren. Mit dem Mandelmehl und dem Backpulver vermengen und Petersilie, Schnittlauch und Salz und Pfeffer einarbeiten. Den steifen Schnee behutsam unterheben und in zwei Muffinformen füllen. Das Backrohr wird auf 200 °Celsius vorgeheizt, und die Muffins bei Ober,- und Unterhitze auf der mittleren Schiene für 8 Minuten gebacken. Dies ist auch ein hervorragendes Frühstück to go. Die Muffins eignen sich auch als Snack für zwischendurch.

Glasnudel-Suppe

ca. 100 Kalorien
Zubereitungszeit: ca. 4 Minuten

Zutaten:

300 ml Gemüsebrühe
15 g Glasnudeln (Trockengewicht)
1 Teelöffel Koriandergrün

Zubereitung:

1. Die Brühe aufkochen lassen, die Glasnudeln darin ca. 2 Minuten garziehen lassen.

2. Mit gehacktem Koriandergrün bestreuen und servieren.

Frischer Apfel-Rotkohl-Salat

280 kcal |4g Eiweiß | 20g Fett

Zubereitungszeit: 15 Minuten

Portionen: 1

Zutaten:

- 150 g frischer Rotkohl
- 4 Radieschen
- 50 g Apfel
- 30 g rote Zwiebel
- 2 Stängel Koriander
- 1 TL Sesam
- 3 EL Olivenöl
- 3 TL Agavendicksaft
- 1 Spritzer Limettensaft
- 1 Prise Meersalz

Zubereitung:

1. Wir befreien den Rotkohl von den äußeren welken Blättern. Nun zerteilen wir den Rotkohl in einzelne Scheiben, so dass wir diese anschließend mit einem Hobel fein zerkleinern können. Wer keinen Hobel hat, kann den Rotkohl auch mit einem Messer in dünne Streifen schneiden.

2. Dann schälen wir die Zwiebeln und fertigen feine Scheiben an.

3. Jetzt schneiden wir auch die Radieschen und die Äpfel fein in Scheiben.

4. Wir zupfen den Koriander.

5. Jetzt nehmen wir einen Teller und richten darauf den Rotkohl, die Zwiebeln, die Radieschen und die Äpfel an.

6. Anschließend geben wir den Agavendicksaft, den Limettensaft und das Öl in eine Schüssel, vermengen alles, schmecken es mit Salz ab und fertig ist das Dressing.

7. Das Dressing träufeln wir nur noch über den Salat und streuen das Sesam und die Korianderblätter drüber.

Quinoa-Tomatensalat

Kalorien: 317 / Portion

Zutaten:
- 50 g Quinoa
- 200 g Zucchini
- 100 g Kirschtomaten
- 1 Frühlingszwiebel
- 2 EL gezupftes Basilikum
- 30 g Blattsalat
- 1 EL Olivenöl
- Saft einer halben Zitrone
- Salz, Pfeffer

Zubereitung:
1. Quinoa kochen, abtropfen und abkühlen lassen.
2. Die Zucchini in feine Scheiben schneiden und die Kirschtomaten halbieren.
3. Dann die Frühlingszwiebel fein schneiden, mit dem Rest der Zutaten vermengen und mit Olivenöl und Zitronensaft anmachen.

4. Zum Schluss noch mit Salz und Pfeffer würzen.

Maiscremesuppe

Nährwerte pro Portion

131 kcal - 4 g Eiweiß - 5 g Fett - 15 g Kohlenhydrate
Zutaten für 5 Portionen

300 g Mais/Zuckermais
5 g Petersilie
200 ml Milch (1,5 % Fett)
10 ml Rapsöl
100 g Zwiebeln, geschält
100 g Paprika rot
350 ml Gemüsebrühe
150 ml Kokosmilch
Jodsalz
Pfeffer
Currypulver

Zubereitung

1. Zwiebeln und Paprika schneiden. Öl in einem Topf erhitzen, Zwiebeln und Paprika anbraten, Currypulver dazugeben und anbraten.

2. Fügen Sie Mais hinzu und gießen Sie Gemüsebrühe, Milch und Kokosmilch hinein. Einige Minuten kochen lassen.

3. Suppe mit einem Stabmixer pürieren und mit Salz und Pfeffer würzen.

4. Mit Petersilie bestreut servieren.

Broccoli-Blumenkohlauflauf

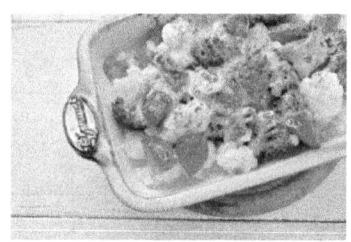

247 kcal

300 g Blumenkohlröschen
100 g Brokkoliröschen
150 ml Milch 1,5 % Fett
1 g Johannisbrotkernmehl (1 Messbecher), Reformhaus (Ersatz: ½ TL Maizena)
½ TL Instant-Gemüsebrühe (Pulver)
MSP Muskat, gerieben
1 Scheibe gekochter Schinken
1 Tomate
1 EL Parmesankäse, gerieben
Salz, Pfeffer

In einem Topf mit gesalzenem Wasser, den Blumenkohl 10 Minuten kochen lassen. Den Brokkoli dazugeben und weitere 5 Minuten kochen lassen. Danach das Gemüse in einem Sieb abtropfen lassen. Die Milch mit dem Johannisbrotkernmehl verrühren und aufkochen lassen. Mit Gemüsebrühe-Pulver, Muskat, Salz und Pfeffer würzen. Den Schinken in Streifen schneiden. Die Tomate würfeln. Alles in eine Auflaufform geben und mit der Sauce begießen. Zum Schluss den geriebenen Käse darüber streuen. Bei 250 °C im Ofen einige Minuten überbacken.

Rotbarsch Auf Kokos-Curry

Portionen: 4
Schwierigkeit: leicht
Vorbereitung: 15 Minuten
Zubereitung: 35 Minuten
Kalorien: 445/ Person

Zutaten:
400 g Rotbarschfilet
250 g Garnelen (ohne Kopf und Schale)
150 ml Fischfond
450 ml Kokosmilch
1 rote Paprika
5 große Champignons
2-3 cm großes Stück frischen Ingwer
3 Knoblauchzehen
150 g Ananas
1 Chilischote
2 Stangen Zitronengras
1 Limette
Koriander
21 EL Kokosöl
Salz
Weißer Pfeffer

Zubereitung:

Die Paprika in kleine Würfel schneiden, Champignons klein schneiden, das Stück Ingwer und den Knoblauch hacken, die Ananas in mittelgroße Stücke schneiden, Chilischote klein hacken.

Das Kokosöl im großen Topf erwärmen und den Rotbarsch mit den Garnelen scharf darin anbraten, beides wieder herausnehmen und in einer Schüssel bereitstellen.

Paprika mit den Champignons in den heißen Topf geben und kurz anbraten, dann mit Fischfond übergießen und 3 Minuten kochen lassen, anschließend das Zitronengras, den Ingwer, Knoblauch und die Chilischote zugeben und weitere 10 Minuten köcheln lassen.

Die Limette auspressen und mit den Ananasstücke und Limettensaft in den Topf geben, mit der Kokosmilch aufgießen, Soße auf der kleinsten Stufe ca. 5-10 Minuten abgedeckt köcheln lassen.

Kokos-Curry-Soße würzen, Fisch und Garnelen dazugeben und heiß werden lassen.

Rotbarsch in Kokos-Curry-Soße mit den Korianderblättern dekorieren.

Guave Kreation

Zutaten

40 Gramm Brokkoli Röschen
40 Gramm Rucola/Arugura Salat
90 Gramm Guave
90 Gramm geschnittene Rote Paprika
200 ml Mandelmilch (ungesüßt)
22 Gramm Soja-Protein
5 Gramm Pecan-Nüsse
Proteine 26g, Fett 7g, Kohlenhydrate 15g, Ballaststoffe 10g, 254 Kcal

Zubereitung

Geben Sie die Nüsse, Samen oder Kerne in den großen Behälter. Schrauben Sie die NutriBullet Extraktor-Klingen an der Oberseite des Behälters an. Drehen Sie den Behältern nun um, verbinden Sie ihn mit der NutriBullet Power Base Basiseinheit und starten Sie den Extraktionsvorgang durch eine Drehung. Extrahieren Sie für 30 Sekunden. Geben Sie den Rest der festen Zutaten in den Behälter und drücken alles unter der MAX Linie zusammen. Füllen Sie dann den Behälter mit der jeweiligen Flüssigkeit auf. Schrauben Sie die NutriBullet™ Extraktor-Klingen an der Oberseite des Behälters an. Drehen Sie den Behältern nun um, verbinden Sie ihn mit der NutriBullet Power Base Basiseinheit und starten Sie den Extraktionsvorgang durch eine Drehung erneut. Extrahieren Sie all das Gute aus den Zutaten bis alles gleichmäßig flüssig ist (rund 20 Sekunden).

Flammkuchen Rosalie

Zeitaufwand: 30 Minuten

Nährwertangaben pro Portion:
Kcal: 510
Protein: 10g
Fett: 31g
Kohlenhydrate: 48g

Zutaten für 2 Portionen:
1 Pckg. Flammkuchenteig
120g Crème fraîche (30% Fett)
Salz, Pfeffer, Rosmarin, etwas Honig

Zubereitung:
1. Crème fraîche mit Pfeffer und Salz verrühren, abschmecken. Teig auf ein Backblech ausrollen und mit Crème fraîche bestreichen.

2. Mit Rosmarin und Salz würzen und im vorgeheizten Backofen bei 220 Grad (Ober-/Unterhitze) 20 Minuten backen. Mit Honig verzieren.

Würziger Kichererbsensnack

Zutaten:
1 Dose Kichererbsen
Pfeffer und Salz
1TL Paprikapulver
Etwas Rapsöl
Zubereitung:
1. Den Backofen auf 180 Grad vorheizen, die Kichererbsen abtropfen lassen und abspülen.
2. Kichererbsen in eine Schüssel geben, mit Salz, Pfeffer, Rapsöl und
Paprikapulver mischen,
zusammen mit Frischkäse und Milch in einer
Schüssel verquirlen und
mit Salz, Paprikapulver und Pfeffer würzen.
3. Kichererbsen auf einem Backblech verteilen und für et wa 15 Minuten in den
Backofen geben.

Karottensalat Mit Sellerie

Kalorien: 102,3 kcal | Eiweiß: 3,7 Gramm | Fett: 5,4 Gramm | Kohlenhydrate: 8,9 Gramm

Zutaten für eine Person:

1/2 Möhre | 1 Stange Staudensellerie | Saft einer halben Zitrone | 2 EL Joghurt | 1 Messerspitze Ingwer, frisch gerieben | 1 Prise Kümmel, gemahlen | 1 Spritzer Süßstoff | Salz und Pfeffer | 1 EL Kerbel, grob gehackt | 1/2 TL Walnussöl

Zubereitung:

Die Möhre grob raspeln und den Staudensellerie in feine Ringe schneiden. Aus dem Zitronensaft zusammen mit Joghurt, Ingwer, Kümmel, Süßstoff, Salz, Pfeffer, Kerbel und Öl ein Dressing rühren und den Salat damit marinieren. Sie können natürlich auch jedes andere hochwertige Öl wie Kokosöl oder Olivenöl verwenden.

Kartoffel-Möhren-Stampf

ca. 195 Kalorien
Zubereitungszeit: ca. 10 Minuten

Zutaten:

200 g Kartoffeln
2 Möhren
¼ Teelöffel Salz
3 Esslöffel Pflanzenmilch
Etwas Muskatnuss (nach Belieben)

Zubereitung:

1. Die Möhren würfeln oder in Scheiben schneiden, die Kartoffeln schälen und in dünne Scheiben schneiden.
2. Beides zusammen mit ca. 70 ml Wasser weich dünsten, ca. 8 – 10 Minuten.
3. Alles zusammen mit einem Kartoffelstampfer zerkleinern. Mit Pflanzenmilch und ggf. etwas Wasser cremig rühren und mit Salz und Muskatnuss abschmecken.

Tipp: Wer keine Kartoffeln übrig hat, kann auch Kartoffelpüree-Pulver (ohne Milch) verwenden. In diesem Fall einfach nach Ende der Garzeit den Broccoli zerstampfen, ca. 150 ml kochendes Wasser angießen und so viel Kartoffelpüree-Pulver einstreuen, bis eine cremige Konsistenz entsteht.

Spargel Im Bacon-Mantel Mit Spiegeleiern

555 kcal | 30g Eiweiß | 50g Fett

Zubereitungszeit: 15 Minuten

Portionen: 1

Zutaten:

- 2 mittelgroße Eier
- 5 Stangen grünen Spargel
- 100 g Bacon
- 3 EL Olivenöl
- 1 Prise Meersalz und Pfeffer

Zubereitung:

1. Wir schneiden die trockenen Enden vom Spargel ab und schälen ihn. Dann umwickeln wir jeweils eine Spargelstange mit einer Baconscheibe.
2. Das Öl geben wir in eine Pfanne und erhitzen diesen. Wir legen die eingewickelten Spargelstangen in die Pfanne und braten diese rundherum an. Dann schlagen wir die beiden Eier auf, schieben die Spargelstangen etwas an die Seite der Pfanne und geben die Eier dazu. Nun lassen wir alles zusammen ein paar Minuten braten und würzen alles noch mit Salz und Pfeffer bevor wir anrichten.

Huhn In Weißwein Geschmort

Kalorien: 298 / Portion

Zutaten:
- 125 g Hähnchenragout aus der Keule, ohne Haut und Knochen
- 1 TL Rapsöl
- 1 Karotte, geschält und in Stücke geschnitten
- 1 Schalotte, grob gehackt
- 100 g Sellerie, grob geschnitten
- 100 g Champignons, halbiert
- 1 Knoblauchzehe, gehackt
- 1 TL Mehl
- 100 ml Hühnerbrühe (aus dem Glas oder aus Pulver)
- 60 ml Weißwein
- 1 Lorbeerblatt
- Salz, Pfeffer

Zubereitung:
1. Das Öl erhitzen.

2. Das Hähnchenfleisch mit Salz und Pfeffer würzen und von allen Seiten kräftig anbraten und danach aus der Pfanne nehmen.
3. Nun das Gemüse zusammen mit dem Knoblauch anschwitzen und mit dem Mehl bestäuben. Mit Brühe und Weißwein ablöschen.
4. Das Hähnchenfleisch und das Lorbeerblatt dazu legen und bei geschlossenem Deckel 30 Minuten lang schmoren lassen.

Lachsfilet Auf Gemüsebett, Dillrahmsoße Und Kartoffeln

Nährwerte pro Portion

608 kcal - 37 g Eiweiß - 32 g Fett - 38 g Kohlenhydrate
Zutaten für 5 Portionen

Lachsfilet
750 g Lachsfilet, aufgetaut
50 ml Zitronensaft
Jodsalz
40 ml Rapsöl

Gemüse
300 g Möhren
10 g Gemüsebrühe (gekörnt)
Petersilie
300 g Knollensellerie
300 g Lauch

Dillrahmsoße
150 ml Wasser/ Trinkwasser
150 ml Milch (1,5 % Fett)
50 ml Schlagsahne (30 % Fett)
50 g weiße Grundsauce (Velouté)
5 g Gemüsebrühe (Trockenprodukt)
10 ml Zitronensaft
Zucker
Jodsalz

Pfeffer
5 g Dill

Kartoffeln
Petersilie und Jodsalz
750 g Kartoffeln, vorwiegend festkochend, frisch, geschält

Zubereitung

1. Karotten, Sellerie und Lauch kleine Stücke schneiden, mit körniger Brühe mischen und im Dampftopf bissfest garen.

2. Fischfilets putzen, filetieren und in Rapsöl leicht anbraten, im Umluftofen fertig garen. Legen Sie das Fischfilet auf das Gemüsebeet.

3. Wasser, Milch und Sahne für die Dillrahmsauce erhitzen, die weiße Grundsauce einrühren, aufkochen und mit Salz, Pfeffer, Gemüsebrühe (Trockenprodukt), Zitronensaft und Zucker würzen. Den gehackten Dill kurz vor dem Servieren einrühren.

4. Kartoffeln kochen.

Türkischer Bulgursalat

310 kcal

1 Schalotte, fein gewürfelt
1 TL Olivenöl
35 g Bulgur
100 ml Gemüsebrühe
1 TL Tomatenmark
50 g Kirschtomaten
80 g Salatgurke
¼ Zitrone
¼ TL Ras el-Hanout (optional) oder Currypulver
50 g Feta, zerbröselt
1 Stängel glatte Petersilie, gehackt

In einem Topf das Olivenöl erhitzen und die Schalottewürfel darin anschwitzen. Bulgur und Tomatenmark dazugeben und mit der Brühe ablöschen. 5 Minuten köcheln und dann mit Deckel 10 Minuten quellen lassen. Abkühlen lassen. Die Kirschtomaten halbieren, die Salatgurke würfeln und mit dem Bulgur vermengen. Mit Zitronensaft und dem Ras el-Hanout würzen. Feta dazugeben und mit der Petersilie bestreuen.

Zucchini-Puffer Mit Selbst Hergestelltem Zaziki

Portionen: 2
Schwierigkeit: leicht
Vorbereitung: 15 Minuten
Zubereitung: 20 Minuten
Kalorien: 377/ Person

Zutaten:
Zaziki:
150 g griechischer Joghurt
1 kleine Salatgurke
2-3 Knoblauchzehen
10 ml Olivenöl
Salz
Zucchini-Puffer:
1 Zucchini
2 große Eier
80 g Feta
3 Peperoni
20 g Mandelmehl
2 EL Olivenöl
2 TL Dill
Petersilie
Pfeffer und Salz

Zubereitung:

Zaziki:
Die Gurke fein raspeln.

Gurkenraspel fest auspressen, damit die Feuchtigkeitden Zaziki verdünnt.
Die Gurkenraspeln mit dem griechischen Joghurt gut vermischen.
Knoblauch pressen und mit dem Öl und dem Salz gut vermengen, dem Joghurtgemisch zufügen und noch einmal gut verrühren.
Zaziki kaltstellen bis die Zucchinipuffer fertig sind.

Zucchinipuffer:
Zucchini grob raspeln.
Zucchiniraspel pressen (ist das Wasser raus, lassen sie sich besser anbraten).
Die Peperoni klein würfeln und mit dem Feta, den Eiern und den Kräutern den Zucchiniraspeln zugeben,
würzen und alles gut verrühren.
Das Öl in einer Pfanne erwärmen und die Zucchinimasse mit einem löffelweise portionieren und zu Zucchinipuffer formen.
Von beiden Seiten anbraten, bis die Ränder knusprig, aber nicht schwarz sind.

Schwarzbeere Liebt Tomate

Zutaten

40 Gramm Spinat
40 Gramm Kohlblätter gezupft
90 Gramm Schwarzbeeren
90 Gramm geschnittene Tomaten
200 ml Mandelmilch (ungesüßt)
25 Gramm Erbsen-Protein
7 Gramm Leinsamen
Proteine 26g, Fett 7g, Kohlenhydrate 18g, Ballaststoffe 8g, 255 Kcal
Zubereitung
Geben Sie die Nüsse, Samen oder Kerne in den großen Behälter. Schrauben Sie die NutriBullet Extraktor-Klingen an der Oberseite des Behälters an. Drehen Sie den Behältern nun um, verbinden Sie ihn mit der NutriBullet Power Base Basiseinheit und starten Sie den Extraktionsvorgang durch eine Drehung. Extrahieren Sie für 30 Sekunden. Geben Sie den Rest der festen Zutaten in den Behälter und drücken alles unter der MAX Linie zusammen. Füllen Sie dann den Behälter mit der jeweiligen Flüssigkeit auf. Schrauben Sie die NutriBullet™ Extraktor-Klingen an der Oberseite des Behälters an. Drehen Sie den Behältern nun um, verbinden Sie ihn mit der NutriBullet Power Base Basiseinheit und starten Sie den Extraktionsvorgang durch eine Drehung erneut. Extrahieren Sie all das Gute

aus den Zutaten bis alles gleichmäßig flüssig ist (rund 20 Sekunden).

Sellerieschnitzel Esmeraldo

Zeitaufwand: 15 Minuten

Nährwertangaben pro Portion:
Kcal: 360
Protein: 14g
Fett: 30g
Kohlenhydrate: 8g

Zutaten für 4 Portionen:
1 Gemüsesellerie (ca. 1kg)
200g Mandeln (als Mandelblätter)
1 Esslöffel Kokosöl
Salz, Pfeffer

Zubereitung:
1. Sellerie waschen und in Scheiben schneiden. Im Kokosöl in einer Pfanne einige Minuten braten.
2. Sellerie herausnehmen, zur Seite legen und im verbliebenen Öl die Mandelblätter kurz rösten.

3. Mandelblätter herausnehmen und über die Sellerieschnitzel streuen.

Frischer Sommersmoothie

Zutaten:
300ml Orangensaft
1 TL frischer Ingwer
½ Banane
Saft einer halben
½ Apfel

Zitrone

Zubereitung:
1. Banane und Apfel schälen und in Stücke schneiden.
2. Ingwer schälen und in kleine Stücke schneiden.
3. Die Zitrone halbieren und auspressen..
4. Alle Zutaten in einen Mixer geben, pürieren und mit Zitronensaft abschmecken.

Thailändischer Papayasalat Som Tam

Kalorien: 46,1 kcal | Eiweiß: 2,6 Gramm | Fett: 0,6 Gramm | Kohlenhydrate: 7,3 Gramm

Zutaten für eine Person:

60 Gramm unreife, grüne Papaya | 1/4 Möhre | 1 kleine Tomate | 2 Stück grüne Bohnen | Saft einer Limette | 1 Chili, rot | 1 Knoblauchzehe | Fischsoße | 1 Spritzer Süßstoff

Zubereitung:

Die unreife Papaya in feine Streifen schneiden. Alternativ kann auch Weißkraut oder eine grüne Mango verwendet werden. Die Möhre ebenfalls raspeln und zusammen mit der geachtelten Tomate, den Bohnen und der Papaya vermengen. Die Chilischote fein hacken und zusammen mit der gehackten Knoblauchzehe, dem Limettensaft, der Fischsoße und dem Süßstoff ein Dressing rühren. Den Salat damit marinieren. Wer es weniger scharf möchte, nimmt weniger oder keine Chilischote.

Overnight Oats Mit Kokos Und Beeren

ca. 190 Kalorien
Zubereitungszeit: ca. 2 Minuten + Ziehzeit über Nacht

Zutaten:

2 Esslöffel Haferflocken
1 Esslöffel Haferkleieflocken
50 g Beeren nach Geschmack (frisch oder TK)
100 ml Kokosdrink
Etwas Süßstoff (nach Belieben)
1 Prise Zimt

Zubereitung:

1. Die Haferflocken und die Kleieflocken mit dem Kokosdrink mischen, die Beeren unterrühren und über Nacht im Kühlschrank ziehen lassen.
2. Nach Belieben mit Süßstoff abschmecken und mit Zimt bestreut servieren.

Tipp: Wenn es schneller gehen soll, genügen auch ca. 10 Minuten Ziehzeit.

Salat Vom Rosenkohl Mit Parmesan Und Mandeln

690 kcal | 30g Eiweiß | 60g Fett

Zubereitungszeit: 15 Minuten

Portionen: 1

Zutaten:

- 250 g Rosenkohl
- 70 g Wirsing
- 50 g Mandeln
- 50 g Parmesan
- 2 EL Butter
- 1 Prise Meersalz und Pfeffer

Zubereitung:

1. Wir entfernen die welken Blätter und trockene Stielenden vom Rosenkohl. Dann geben wir etwas Wasser in einen Topf, setzen den Dämpfeinsatz ein und garen darin den Rosenkohlröschen für etwa 7 Minuten. Anschließend nehmen wir den Rosenkohl heraus und schneiden ihn in Stücke.

2. Dann nehmen wir die Wirsingblätter und geben diese ebenfalls zum Dämpfen in den Dämpfeinsatz – solange bis die Blätter schön weich sind. Danach schneiden wir den Wirsing dann in dünne Streifen.

3. Nun erhitzen wir die Butter in einer Pfanne und braten den Rosenkohl von allen Seiten an.

Währenddessen hacken wir die Mangeln grob und geben diese dann mit dem Wirsing und dem geriebenen Parmesan zum Rosenkohl dazu.

4. Jetzt schmecken wir alles noch mit Salz und Pfeffer ab und dann geben wir den Rosenkohlsalat auf einen Teller.

Rindfleisch-Gemüseeintopf

Kalorien: 316 / Portion

Zutaten:
- 125 g gekochtes Rindfleisch, mager(vom Metzger)
- 200 g Suppengemüse (Sellerie, Karotte, Lauch)
- 100 g Blumenkohl
- 50 g Erbsen (TK)
- 300 ml Rindsbouillon
- 1 Lorbeerblatt
- 1 TL gehackte, glatte Petersilie
- Salz, Pfeffer

Zubereitung:
1. Das ganze Gemüse in gleichmäßige Würfel schneiden.

2. Die Rindsbouillon mit dem Lorbeerblatt aufkochen und das Gemüse dazugeben. Alles 10 Minuten kochen lassen.
3. Das gekochte Rindfleisch würfeln und in die heiße Suppe
4. legen. 2 Minuten ziehen lassen. Mit Salz und Pfeffer abschmecken.
5. Mit gehackter Petersilie bestreut servieren.

Hähnchenkeulen Auf Gemüsereis

Nährwerte pro Portion

814 kcal - 65 g Eiweiß - 33 g Fett - 64 g Kohlenhydrate
Zutaten für 5 Portionen

Gemüsereis
500 g Erbsen
300 g Reis, parboiled, Rohware
200 g Lauch
500 g Karotten
300 g Zwiebeln, geschält
500 ml Gemüsebrühe
15 g Petersilie
Jodsalz
Pfeffer, gemahlen
25 ml Rapsöl

Hähnchenkeulen
900 g Hähnchenschenkel, roh
20 ml Sojasoße, dunkel
25 ml Rapsöl
3 g Paprikapulver, edelsüß
1 g Oregano, getrocknet
Jodsalz
Pfeffer, gemahlen

Zubereitung

1. Bereiten Sie eine Marinade aus Öl, Sojasauce, Salz, Pfeffer, Paprikapulver, Oregano und legen Sie die Hähnchenkeulen darin ein. Mindestens 2 Stunden einwirken lassen. Dann die Hähnchenkeulen aus der Marinade nehmen und garen.

2. Zwiebeln, Karotten und Lauch für das Gemüse schneiden. Öl erhitzen und Zwiebelscheiben darin anbraten. Karotten, Erbsen und Lauch dazugeben und kurz anbraten, mit Salz und Pfeffer würzen. Gießen Sie die Gemüsebrühe hinein und kochen Sie das Gemüse bis es bissfest ist.

3. Reis kochen und mit dem gekochten Gemüse mischen. Mit gehackter Petersilie bestreuen.

Lammrücken Mit Ratatouille-Gemüse

392 kcal

130 g Lammrücken ohne Fett und Knochen
1 TL Olivenöl
1 Schalotte, gehackt
100 g Zucchini
100 g rote Paprika
100 g Aubergine
1 Knoblauchzehe, gehackt
50 g Tomaten, gehackt (Dose)
1 Zweig Rosmarin
30 g Bulgur
Salz, Pfeffer

Den Lammrücken mit etwas Olivenöl einpinseln und mit Salz und Pfeffer würzen. Den Bulgur nach Packungsanweisung garen. Die verschiedenen Gemüse waschen und in Würfel schneiden. In einem Topf mit dem restlichen Öl anbraten, Tomaten, Rosmarin und Knoblauch dazugeben und abschmecken. Mit Deckel circa 20 Minuten kochen lassen.

Zum Schluss das Lamm in einer beschichteten Pfanne rosabraten und mit dem Ratatouille servieren.

Sojaschnetzel-Zucchini-Auflauf

Portionen: 1
Schwierigkeit: mittel
Vorbereitung: 35 Minuten
Zubereitung: 1 Stunde
Kalorien: 500

Zutaten:
30 g Sojagranulat
100 g Kartoffeln
150 g Blumenkohl
150 g Zucchini
1 Zwiebel
150 ml Gemüsebrühe
20 ml Balsamico
50 g Sojasahne
3 EL Öl
Salz, Pfeffer, Muskat
Schnittlauch

Zubereitung:

Backofen auf 200 °C vorheizen.
Kartoffeln in Würfel schneiden und ca. 25 Minuten im Salzwasser weichkochen.
150 ml Gemüsebrühe anrühren. Das Sojagranulat in 100 ml Gemüsebrühe aufkochen und quellen lassen.
Die Röschen vom Blumenkohl schneiden und in kochendes Salzwasser geben (ca. 5 Min.). Danach im

Sieb abgießen und würzen.
Zucchini in Scheiben schneiden, Zwiebel fein würfeln.
Für die Zubereitung des veganen Käses Sojasahne 2EL Öl in einen heißen Topf geben und solange rühren, bis eine zähflüssige Masse entsteht, nicht kochen lassen.
Das restliche Öl in der Pfanne erwärmen und die Zwiebelwürfel kurz anbraten. Zucchinischeiben hinzufügen, anbraten und würzen. Immer wieder umrühren. Restliche Gemüsebrühe und Balsamico zugeben und kurz aufkochen.
Aufgequollene Soja-Schnetzel in Pfanne anbraten und würzen.
Die Blumenkohlröschen und Kartoffeln in einer Auflaufform verteilen, Sojaschnetzel darüber geben und den veganen Käse darüber gießen. Ca. 25 Minuten im Backofen backen. Zum Schluss den Auflauf mit Schnittlauch garnieren.

www.ingramcontent.com/pod-product-compliance
Lightning Source LLC
Chambersburg PA
CBHW071831080526
44589CB00012B/978